Thieme

Kopflausinfestation

Ein Kompendium

Hermann Feldmeier
Claudia Jahnke

40 Abbildungen
12 Tabellen

Georg Thieme Verlag
Stuttgart · New York

Anschriften der Autoren

Prof. Dr. med. Hermann Feldmeier
Institut für Mikrobiologie und Hygiene
Campus Benjamin Franklin
Charité – Universitätsmedizin Berlin
Hindenburgdamm 27
12203 Berlin

Dr. med. Claudia Jahnke
Gesundheitsamt der Stadt Braunschweig
Hamburger Straße 226
38114 Braunschweig

Bibliografische Information der Deutschen Nationalbibliothek

Die Deutsche Nationalbibliothek verzeichnet diese Publikation in der Deutschen Nationalbibliografie; detaillierte bibliografische Daten sind im Internet über http://dnb.d-nb.de abrufbar.

Das Manuskript zu diesem Buch basiert allein auf dem Wissen und den Erfahrungen der Autoren. Der Druck dieser Ausgabe wurde von der Firma G. Pohl-Boskamp GmbH & Co. KG unterstützt.

Aktuelle Informationen finden Sie unter http://www.thieme.de/detailseiten/9783131536914.html

Rüdigerstraße 14
70469 Stuttgart
Deutschland
Telefon: +49/(0)711/8931-0
Unsere Homepage: www.thieme.de

Printed in Germany

Zeichnungen: Ziegler + Müller, Kirchentellinsfurt
Umschlaggestaltung: Thieme Verlagsgruppe
Satz: Ziegler + Müller, Kirchentellinsfurt
gesetzt auf APP/3B2 V. 9
Druck und Buchbinder: Offizin Andersen Nexö Leipzig GmbH, Zwenkau

ISBN 978-3-13-153691-4 1 2 3 4 5 6

Wichtiger Hinweis: Wie jede Wissenschaft ist die Medizin ständigen Entwicklungen unterworfen. Forschung und klinische Erfahrung erweitern unsere Erkenntnisse, insbesondere was Behandlung und medikamentöse Therapie anbelangt. Soweit in diesem Werk eine Dosierung oder eine Applikation erwähnt wird, darf der Leser zwar darauf vertrauen, dass Autoren, Herausgeber und Verlag große Sorgfalt darauf verwandt haben, dass diese Angabe **dem Wissensstand bei Fertigstellung des Werkes** entspricht. Für Angaben über Dosierungsanweisungen und Applikationsformen kann vom Verlag jedoch keine Gewähr übernommen werden. **Jeder Benutzer ist angehalten,** durch sorgfältige Prüfung der Beipackzettel der verwendeten Präparate und gegebenenfalls nach Konsultation eines Spezialisten festzustellen, ob die dort gegebene Empfehlung für Dosierungen oder die Beachtung von Kontraindikationen gegenüber der Angabe in diesem Buch abweicht. Eine solche Prüfung ist besonders wichtig bei selten verwendeten Präparaten oder solchen, die neu auf den Markt gebracht worden sind. **Jede Dosierung oder Applikation erfolgt auf eigene Gefahr des Benutzers.** Autoren und Verlag appellieren an jeden Benutzer, ihm etwa auffallende Ungenauigkeiten dem Verlag mitzuteilen.

Inhaltsverzeichnis

1 Einführung

Vor rund fünf Millionen Jahren entschied sich ein kleines Insekt für eine ökologische Nische: Die Urlaus entdeckte den haarigen Pelz unserer Vorfahren, die in Afrika von den Bäumen herabgeklettert waren und sich aufmachten, aufrechten Ganges die Savanne zu erobern. Im Laufe der letzten 500 000 Jahre ziellosen Umherstreifens wurde das Haarkleid des Menschen immer lichter. Daher sah sich vor rund 50 000 Jahren *Pediculus humanus* gezwungen, eine weitere wegweisende Entscheidung zu treffen: Als Kleiderlaus (*Pediculus humanus corporis*) versteckte sie sich nunmehr in Tierfellen – und später in Textilien. Als *Pediculus humanus capitis* zog sich der Parasit auf das behaarte Haupt seines Wirtes zurück und entwickelte sich zur Kopflaus, wie wir sie heute kennen. Diese Strategie erwies sich als äußerst erfolgreich.

Kopflausbefall hat es zu allen Zeiten gegeben. Im Kopfhaar von Mumien nobler Personen des alten Ägyptens fanden sich genauso Läuse wie in mumifizierten Resten von nomadisierenden Indianern Nordamerikas. Zeitzeugen berichten, dass es im Barock unter so mancher Perücke von Würdenträgern erheblich „gekrabbelt“ hat.

Die Pedikulose ist die häufigste Parasitose im Kindesalter und nach den Erkältungskrankheiten vermutlich die zweithäufigste ansteckende Kinderkrankheit. Obwohl aus Sicht medizinischer Laien nur ein „Lästling“, verursacht *Pediculus humanus capitis* dem Gesundheitswesen erhebliche Kosten. So wurden in Deutschland in 2008 etwa 18 Millionen Euro für Therapeutika ausgegeben. Wie viele Schultage durch Kopflausbefall verloren gehen, weil Kinder dem Unterricht fernbleiben (in den USA schätzt man 12–24 Millionen pro Jahr), und wie häufig Mütter oder alleinerziehende Elternteile ihren Beruf wegen „Läusealarm“ nicht ausüben können, ist unbekannt. Die Zahlen dürften allerdings beachtlich sein.

Wird Kopflausbefall nicht prompt und konsequent behandelt, entwickelt sich eine Krankheit der Kopfhaut und steigt gleichzeitig die Wahrscheinlichkeit der Übertragung der Parasiten auf Andere. Eine Crux für alle Beteiligten sind Kinder, die über Wochen immer wieder aufs Neue Läuse auf dem Kopf haben. Dementsprechend muss das Ziel sein, jede Infestation frühzeitig zu entdecken und rasch und effektiv zu behandeln. Dies verhindert eine Erkrankung der Kopfhaut und reduziert die Wahrscheinlichkeit einer Übertragung.

Es ist dringend notwendig, die Pedikulose als komplexes infektionsmedizinisches Problem zu begreifen – und nicht, wie viele Eltern und Erzieher es tun, als hygienisches Defizit zu beurteilen. Neue Konzepte sind notwendig, um die Häufigkeit der Parasitose in der Kinderbevölkerung zu reduzieren und gleichzeitig die Ängste und Sorgen der Betroffenen aufzulösen.

Dieses Kompendium fasst den Stand des Wissens zusammen. Es soll helfen, den täglichen Einsatz an der „Kopflausfront“ effektiver zu machen. Erklärtes Ziel ist, dass *Pediculus humanus capitis* auch sein letztes „Refugium“ verliert und in absehbarer Zeit zu einer infektionsmedizinischen Marginalie wird.

→ Auf den Primaten Mensch haben sich drei Vertreter aus der großen Ordnung der Tierläuse (Phthiraptera) spezialisiert: die Kopflaus *(Pediculus humanus capitis)*, die Kleiderlaus *(Pediculus humanus corporis)* und die *Schamlaus* (Synonym Filzlaus; *Phthirus pubis*). Von Kopf- und Kleiderläusen, die sich makroskopisch nicht voneinander unterscheiden, hebt sich die Filzlaus durch ihr krabbenähnliches Aussehen ab (deshalb englisch „crab louse“).

2 Biologie

Läuse sind blutsaugende, flügellose Insekten (Abb. 2.1). Sie sind extrem wirtsspezifisch, das heißt, die Kopflaus kann sich auf keinem anderen Säugetier vermehren. Es gibt also kein Tierreservoir, über das der Mensch sich anstecken könnte.

Pediculus humanus capitis hat sich perfekt an das Haar adaptiert: Die Endglieder der 6 Beine sind zu einer Art Klaue umgeformt, mit denen sich die Laus an einem Haar festklammert. Im Gegensatz zu anderen Insekten machen Läuse nur eine inkomplette Metamorphose durch: Die aus dem Ei schlüpfende Nymphe sieht bereits wie eine winzige Laus aus.

Von der Anheftung eines Eis an ein Kopfhaar bis zur Präsenz einer fortpflanzungsfähigen Laus vergehen minimal 16 und maximal 21 Tage. Erwachsene Läuse leben zwischen 3 und 4 Wochen. Die Weibchen produzieren in dieser Zeit 150–300 Eier. Die Eier werden mit einer wasserunlöslichen Substanz in einem schrägen Winkel

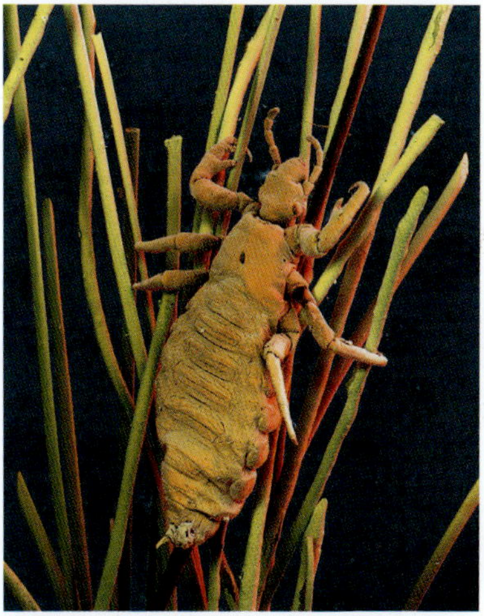

Abb. 2.**1** Rasterelektronenmikroskopische Aufnahme einer Kopflaus, die sich an mehreren Haaren festklammert. Quelle: Eye of Science.

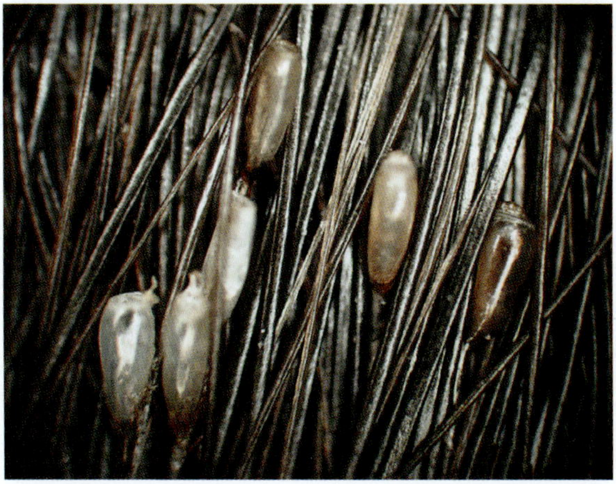

Abb. 2.**2** Sechs an Haaren zementierte Eier. Aus den weißlich schimmernden Eiern links unten sind bereits junge Kopfläuse (= Nymphen) geschlüpft. Übrig gebliebenen sind die leeren Eihüllen (= Nissen). Das bräunlich schimmernde Ei ganz rechts enthält einen Embryo und ist mit einem Deckel (= Operculum) verschlossen. Quelle: Prof. H. Feldmeier.

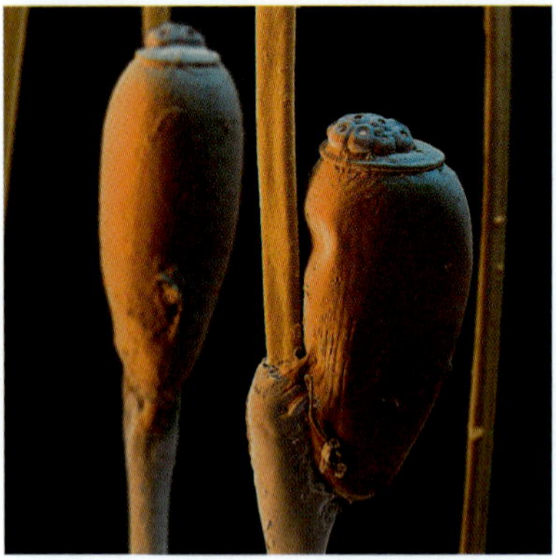

Abb. 2.**3** Rasterelektronenmikroskopische Aufnahme von zwei vitalen Eiern. Der Embryo atmet über die winzigen Öffnungen im Deckel, die Aeropylen. Quelle: Eye of Science.

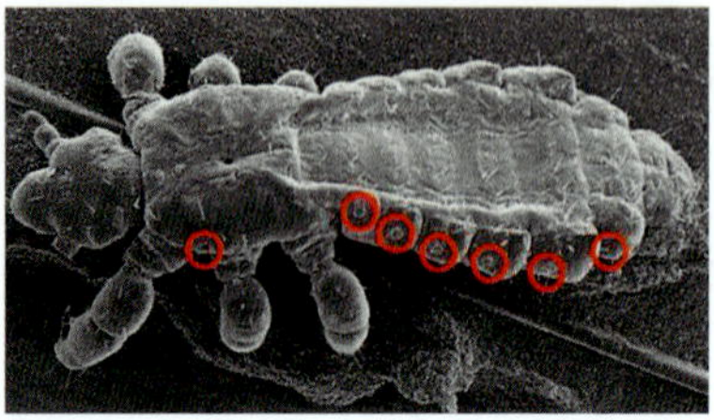

Abb. 2.**4** Rasterelektronische Ansicht von *Pediculus humanus capitis* mit 7 Stigmen an jeder Seite. Quelle: Dr. W. Böckeler, Dr. I. Richling.

in der Nähe des Haaransatzes sehr fest an ein Haar gekittet und sind mit einem Chitingehäuse umschlossen. Nach dem Schlüpfen der Nymphen können die fest am Haar klebenden leeren Chitinhüllen (Nissen) noch monatelang im Haar verbleiben (Abb. 2.**2**).

Der Begriff Nisse bezeichnet ausschließlich die Chitinhülle, unabhängig davon, ob sich darin ein entwicklungsfähiger, ein abgestorbener oder überhaupt kein Lausembryo befindet. Ein Ei besteht demnach aus Embryo plus Hülle (Abb. 2.**3**). Im täglichen Sprachgebrauch wird der Begriff Nisse häufig mit Ei gleichgesetzt. Dies hat seine Berechtigung, weil Laien in der Regel nicht unterscheiden können, ob es sich um eine leere Eihülle (Nisse) handelt (die Person also nicht infektiös ist) oder ob das an einem Haar angeheftete Gebilde einen lebendigen Parasiten enthält – mithin ein behandlungsbedürftiger Kopflausbefall vorliegt. Medizinisches Fachpersonal sollte jedoch – mit korrekten Begriffen – zwischen inaktiver (Präsenz von ausschließlich leeren Eihüllen, z. B. nach einer erfolgreichen Behandlung) und aktiver Pedikulose (Präsenz von Läusen oder entwicklungsfähigen, embryonierten Eiern) unterscheiden.

Läuse atmen über ein simpel aufgebautes Tracheensystem. Sie haben an jeder Längsseite 7 Atemöffnungen (Stigmen), die in Atemröhren (Tracheen) übergehen (Abb. 2.**4**). Die Tracheen verzweigen sich in immer feinere Atemröhren (Tracheolen) und bilden im Inneren des Insekts ein Netzwerk, über das die inneren Organe der Laus mit Sauerstoff versorgt werden. Gleichzeitig wird über die Tracheen überschüssige Flüssigkeit, die die Laus durch das Saugen von Blut aufgenommen hat, in Form von Wasserdampf abgegeben. Der Durchmesser der Stigmen beträgt weniger als 10 µm (Abb. 2.**5**). Flüssigkeiten mit einer hohen Oberflächenspannung, wie z. B. Wasser, können nicht in diese Öffnungen eindringen.

Unter therapeutischen Gesichtspunkten ist das Atemsystem der Laus eine klassische Achillesferse. Das macht sich eine neue Generation von Kopflausmitteln zunutze, die die Aufnahme von Sauerstoff blockiert, so dass die Laus erstickt.

Eine weitere Achillesferse von *Pediculus humanus capitis* mit einem Potenzial für einen neuen Therapieansatz sind symbiotische, den Rickettsien verwandte Bakterien,

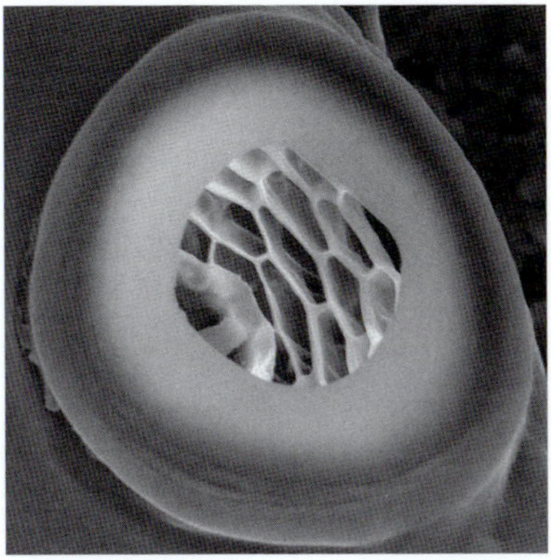

Abb. 2.**5** Detailansicht eines Stigmas. Rasterelektronenmikroskopische Aufnahme. Quelle: Dr. W. Böckeler, Dr. I. Richling.

die ihrerseits für Antibiotika empfindlich sind.

Läuse haben im Laufe der Evolution die Farbe ihrer Chitinhülle der Umgebung angepasst. Die Kopfläuse bei Personen mit dunklen Haaren und stark pigmentierter Haut sind häufig dunkler als bei Individuen mit einer hellen Haut oder blondem Haar. Diese Adaption erschwert das Erkennen einer Infestation.

Kopfläuse können im Labor unter geeigneten Bedingungen infektionsfähig gehalten werden. Dazu muss man ihnen Haare anbieten, an denen sie sich festklammern können, und Umweltbedingungen schaffen, die denen auf der Kopfhaut ähnlich sind (Abb. 2.**6**). Durch eine geeignete Versuchsanordnung lässt sich so die Wirksamkeit von Medikamenten experimentell überprüfen oder feststellen, ob Läuse gegen bestimmte Substanzen resistent sind.

Gibt man Kopfläusen im Labor die Möglichkeit, regelmäßig menschliches Blut zu saugen, so produzieren sie Eier und kitten diese an ein Haar, genau wie auf der menschlichen Kopfhaut. Mit diesen Eiern kann im Laborversuch getestet werden, ob ein Medikament in allen Stadien der Embryonalentwicklung wirkt oder beispielsweise erst dann, wenn der Lausembryo ein Nervensystem entwickelt hat.

→ Nymphen und erwachsene Läuse benötigen alle 3–6 h eine Blutmahlzeit. Außerhalb der Kopfhaut können Läuse nur wenige Stunden (maximal einen Tag) überleben.

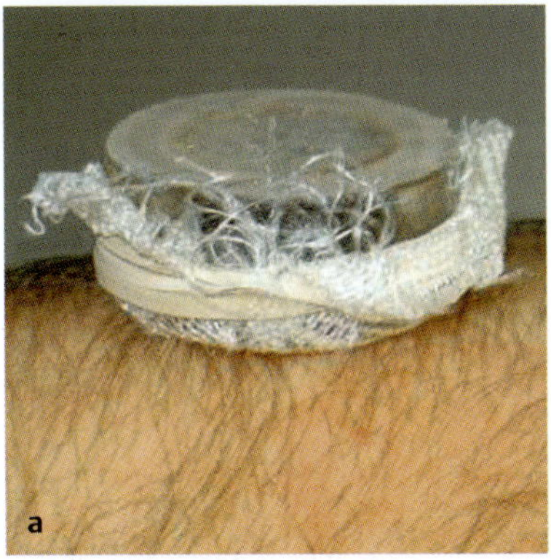

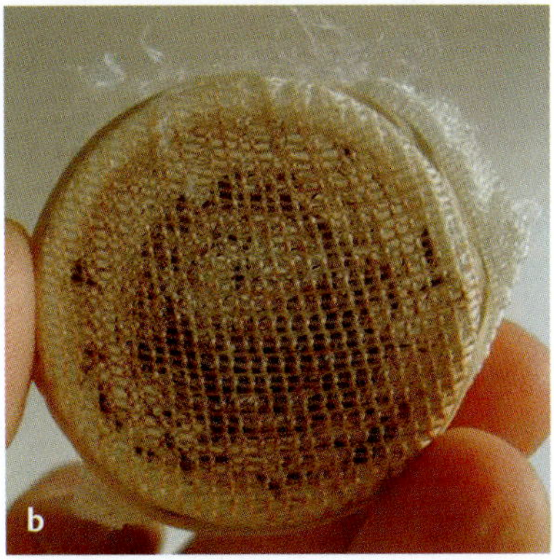

Abb. 2.**6** Fütterung von Kopfläusen an einem Arm. Die Läuse können durch die Gaze hindurch Blut saugen. Quelle: Prof. J. Heukelbach.

Tabelle 2.**1** Biologische Merkmale der Kopflaus und deren Auswirkungen.

biologisches Merkmal	Konsequenz
zu Klauen umgeformte Endglieder	Laus kann sich flink im Haar fortbewegen, klammert sich sehr kräftig am Haar fest, lässt sich mit normalem Kamm nicht entfernen
Eier werden mit einer Kittsubstanz am Haar zementiert	Eier und Eihüllen lassen sich nur schwer entfernen
Laus bewegt sich nur über kurze Distanzen. Laus außerhalb der Kopfhaut nicht überlebensfähig	direkter Kopf-zu-Kopfkontakt bzw. Haar-zu-Haar-Kontakt für Übertragung notwendig; Textilien usw. nicht infektiös
Nymphen (= junge Läuse) spätestens nach 8 Tagen aus dem Ei geschlüpft	Wiederholungsbehandlung nach 8–10 Tagen erforderlich
Eihüllen (= Nissen) sind nicht infektiös	Gemeinschaftseinrichtungen können besucht werden, wenn ausschließlich Eihüllen (Nissen) vorhanden sind
Organe werden passiv über ein Röhrensystem (Tracheen) direkt mit Sauerstoff versorgt	Unterbrechung der Atmung ist ein wirksamer Therapieansatz

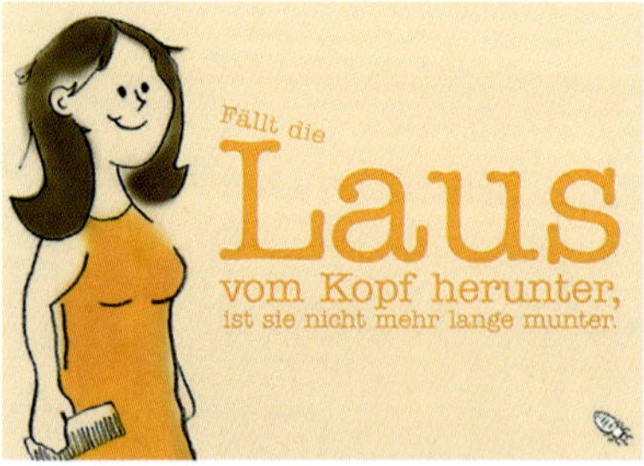
Fällt die
Laus
vom Kopf herunter,
ist sie nicht mehr lange munter.

Abb. 2.**7** *Pediculus humanus capitis* kann nur auf der menschlichen Kopfhaut überleben. Quelle: Deutsche Pediculosis Gesellschaft.

3 Epidemiologie

Ansteckung

Läuse können weder springen noch fliegen und legen außerhalb der Kopfhaut nur kurze Strecken zurück.

Bedingt durch ihre klauenförmigen Endglieder finden Läuse auf glatten Oberflächen keinen Halt. Typischerweise klammert sich die Laus mit einem ihrer Klauenpaare an einem Haar einer infestierten Person fest und versucht, mit den freien Klauen das Haar einer anderen Person zu ergreifen (Abb. 3.**1**). Ist die Distanz zwischen zwei Haaren ausreichend kurz, findet die Ansteckung in wenigen Augenblicken statt. Besteht enger Kopfkontakt über längere Zeit, so wechseln Läuse mehrfach den Wirt.

Bestimmte Unterrichtsformen begünstigen die Übertragung. Amerikanische Autoren fanden ein höheres Infestationsrisiko bei Kindern, die in Gruppen lernten, als bei Kindern, die einzeln an ihren Schultischen saßen. Entsprechendes gilt vermutlich für Spielgruppen in Kindergärten. Dies erklärt möglicherweise, warum es häufig deutliche Unterschiede in der Befallsrate zwischen Klassen derselben Schule oder innerhalb eines Kindergartens gibt.

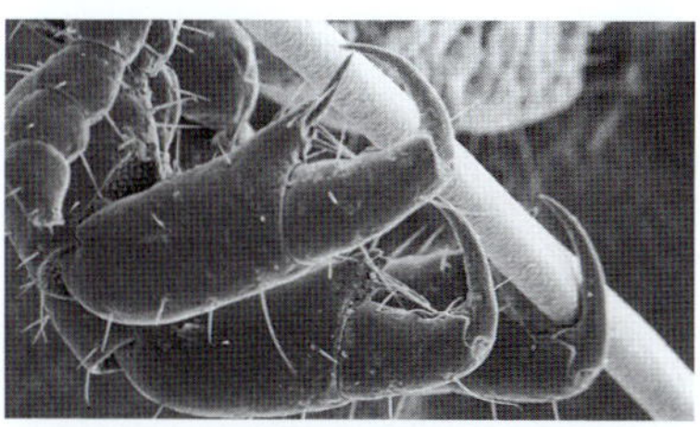

Abb. 3.**1** Laus, die sich an einem Haar festklammert. Quelle: Prof. W. Böckeler, Dr. I. Richling.

Eltern und Erzieher vermuten häufig eine Ansteckung über Kuscheltiere, Mützen, Schals und ähnliche Objekte, die von mehreren Kindern benutzt werden. Wissenschaftliche Studien widerlegen diese Annahme: Ein amerikanischer Forscher untersuchte die Kopfbedeckungen von 1000 Kindern auf Kopfläuse. Er fand darin nicht eine einzige Laus – aber 5500 Ektoparasiten auf der Kopfhaut der betroffenen Kinder. Australische Wissenschaftler beobachteten bei 48 stark infestierten Kindern nur bei zwei Kindern einige wenige vitale Läuse, die auf dem Kopfkissen im Schlafzimmer

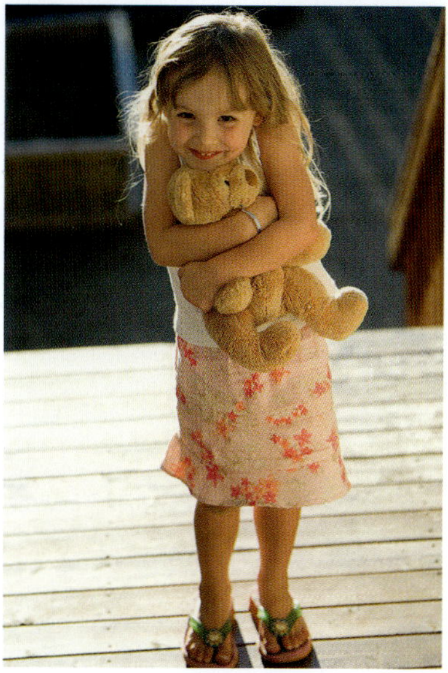

Abb. 3.**2** Kuscheltiere sind keine Ansteckungsquelle. Quelle: Fotolia.com.

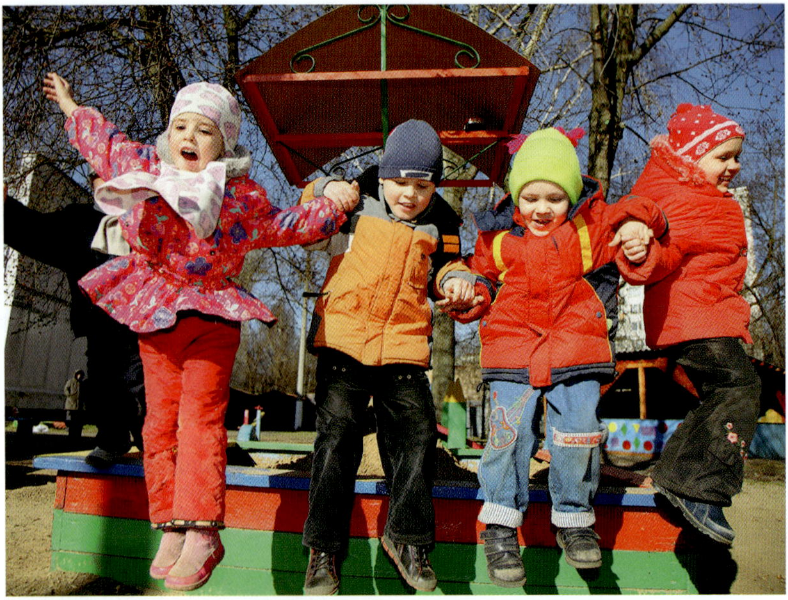

Abb. 3.**3** Wollmützen und Ohrenschützer können gelegenlich eine Ansteckungsquelle sein. Quelle: Fotolia.com.

krabbelten. Sie fanden keine Läuse auf dem Boden und den Möbeln von 118 Klassenzimmern, jedoch insgesamt 14003 Läuse auf den Köpfen der 2230 Schüler dieser Klassen.

→ Die Übertragung von Kopfläusen erfolgt – ähnlich wie die von Krätzemilben – nahezu ausschließlich durch engen Kontakt. Kopfbedeckungen aus Wolle, Haarbürsten und Kopfkissen sind nur sehr selten für eine Infestation verantwortlich. Gardinen, Teppichböden, Möbel und Badezimmereinrichtung sind kein Ansteckungsrisiko.

Um zu überprüfen, ob Läuse mehrfach den Wirt wechseln, untersuchte die amerikanische Forscherin Terry Meinking Kinder, die nachts in einem gemeinsamen Bett schliefen. Sie kämmte vorsichtig die Läuse aus dem Haar der Kinder und markierte die aus einem Haarschopf gewonnenen Läuse mit einer fluoreszierenden Farbe. Pro Kind setzte sie eine andere Farbe ein. Dann wurden die Läuse zurück auf den dazugehörenden Kopf gebracht. Nachdem die Kinder eingeschlafen waren, leuchtete die Wissenschaftlerin mit einer speziellen Taschenlampe in regelmäßigen Abständen in das Schlafzimmer. Bereits nach kurzer Zeit leuchteten in den Haaren der Kinder Läuse in unterschiedlichen Farben. Im Laufe der Nacht änderte sich das Farbmuster – ein Beweis dafür, dass Kopfläuse den Wirt wechseln, wann immer sich die Gelegenheit dazu bietet.

Häufigkeit

Es ist noch nicht lange her, da war die Pediculosis capitis eine Massenerkrankung, von der sowohl Kinder als auch Erwachsene betroffen waren. Zu Beginn des 20. Jahrhunderts war ein massiver Kopflausbefall in den Armenvierteln der Großstädte und Bauernstuben auf dem Land die Regel. Kopflausbefall war häufig mit anderen parasitären Hauterkrankungen wie Krätze, Bettwanzen- und Kleiderlausbefall assoziiert. Da in den am stärksten betroffenen Bevölkerungsgruppen die hygienischen Verhältnisse häufig katastrophal waren, entwickelte sich die Meinung, dass Kopflausbefall primär ein Problem von Familien sei, in denen die Körper- und Kleiderhygiene defizitär sind.

Dieses Vorurteil hat sich bis heute gehalten und scheint durch die Situation in zahlreichen Entwicklungsländern bestätigt zu werden. Dort ist die Pediculosis capitis nach Wurmbefall die häufigste Infektionskrankheit. In den ärmeren Bevölkerungsschichten sind manchmal 40% aller Menschen infestiert und oft finden sich bei 60–80% aller Kinder Kopfläuse. Aber auch hier ist nicht der Mangel an Hygiene die Ursache der exzessiven Häufigkeit, sondern Armut und die damit zusammenhängenden beengten Wohnverhältnisse, mangelndes Gesundheitsbewusstsein und die Tatsache, dass in jeder Familie viele Kinder leben.

Aus einem Bericht der „Armenpflege" der Hansestadt Hamburg im 19. Jahrhundert: „Die Einwohner ganzer Hinterhöfe mit rund 2000 Kindern waren völlig zerlumpt und mit Ungeziefer bedeckt, nahezu alle hatten Läuse, viele Flöhe oder Krätzemilben." (Aus R. J. Evans: Tod in Hamburg, Rowohlt Verlag, Reinbek 1996.)

In einem Slum in Brasilien machten im Jahr 2008 Mädchen im Alter von 5 bis 15 Jahren statistisch 19-mal im Jahr die unangenehme Erfahrung, dass sich Kopfläuse in ihrem Haar eingenistet hatten. Jungen immerhin noch 15-mal. In der Praxis schloss sich ein Kopflausbefall an den nächsten an.

Da die Pediculosis capitis keine meldepflichtige Erkrankung ist, die an ein zentrales Register gemeldet werden muss, gibt es nur wenige zuverlässige Daten über die Häufigkeit der Infestation. Tab. 3.**1** zeigt die Prävalenz von Kopflausbefall bei Kindern unterschiedlichen Alters in vier europäischen Ländern. Drei Faktoren beeinflussen die Ergebnisse von Prävalenzstudien:

Tabelle 3.**1** Ausgewählte Prävalenzstudien bei Vorschul- und Schulkindern.
Quelle: H. Feldmeier, Kinder- und Jugendmedizin 2006.

Land	Stadt/Region	untersuchte Altersgruppe	Anzahl Probanden	Prävalenz (%)
Polen	Danzig/Nordpolen	6–15	27800	3,2
Polen	Lublin/Südostpolen	7–14	95153	0,9
Frankreich	Tours/Südfrankreich	8–12	1200	21,0
Frankreich	Bordeaux/Südfrankreich	2–11	840	48,7
Großbritannien	Bristol/Südengland	4–11	1001	20,0
Türkei	Ankara	8–11	20612	3,4
Türkei	Mersin	8–16	5318	6,8

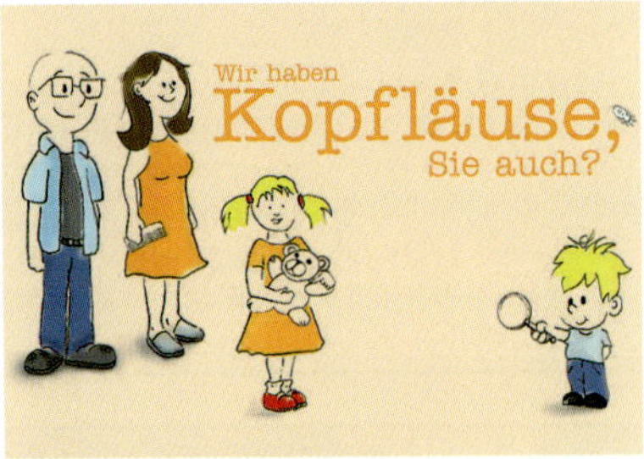

Abb. 3.**4** Kopflausbefall tritt meist in Form von Clustern oder Kleinepidemien auf. Quelle: Deutsche Pediculosis Gesellschaft.

- die Empfindlichkeit der diagnostischen Methode,
- die Jahreszeit, in der die Studie durchgeführt wird,
- die Repräsentativität der untersuchten Kinder für die gesamte Kinderpopulation.

Die ausgeprägten Unterschiede in der Häufigkeit von Kopflausbefall (ein Faktor 50 zwischen der Studie in Südostpolen und der in Südfrankreich) sind vermutlich zum Teil dadurch bedingt, dass die Untersucher unterschiedlich empfindliche Diagnosemethoden eingesetzt haben und die examinierten Kinder nicht repräsentativ für die gesamte Kinderbevölkerung waren. Die tatsächliche Häufigkeit von Pediculosis capitis kann also höher oder niedriger gewesen sein.

Am ehesten mit Deutschland vergleichbar sind die Daten der populationsbasierten Studien aus Polen. Generell gilt, dass Kopflausbefall in einer Region/Stadt, zwischen Kindergärten/Schulen, ja sogar zwischen einzelnen Spielgruppen/Klassen derselben Einrichtung ganz unterschiedlich häufig auftritt. Die Pedikulose ist also nicht homogen in der Kinderpopulation verteilt, sondern typischerweise in Form von Clustern zu finden.

→ **Prävalenz** ist die Häufigkeit einer Erkrankung in einer definierten Bevölkerung, zum Beispiel bei Kindern. Je nach Zahlenwert wird die Prävalenz als „Fälle pro 100 000 Personen", „Fälle pro 10 000 Personen" oder „Fälle pro 100 Personen" (= Prozent) angegeben.

→ **Inzidenz** ist die Anzahl neuer Erkrankungsfälle pro Zeiteinheit bezogen auf die Bevölkerung(sgruppe), in der die Erkrankung vorkommt. So war die Inzidenz von Keuchhusten rund 600 Neuerkrankungen/10 000 Kinder im Alter von 0 bis 5 Jahren/Jahr, zu der Zeit als es noch keinen Impfstoff gab.

Im Rahmen der Schuleingangsuntersuchung der Stadt Braunschweig wurden alle Kinder eines Einschulungsjahrgangs (insgesamt 1890) auf Kopfläuse untersucht. Die Diagnose der Kopflausinfestation erfolgte mittels visueller Inspektion von fünf Prädilektionsstellen (Schläfen, hinter den Ohren, im Nacken). Bei 14 der 1890 Kinder (0,7 %) wurde ein Kopflausbefall diagnostiziert. Die tatsächliche Prävalenz liegt bedingt durch die niedrige Sensitivität der visuellen Inspektion um einen Faktor 2–4 höher, also zwischen 1,4 und 2,8 % (s. Kapitel Diagnose S. 17). Zusätzlich hatten 5,6 % der Kinder bereits in den vergangenen 12 Monaten schon einmal eine Pediculosis capitis durchgemacht. Daraus ergibt sich rechnerisch eine Inzidenz von 598 Neuinfestationen/10 000 Kinder im Alter von 5–6 Jahren/Jahr. Tatsächlich wird der Wert jedoch eher zwischen 1000 und 2000 liegen.

Es besteht eine Abhängigkeit zwischen Kopflausbefall und Lebensalter. Die Häufigkeit steigt mit dem Lebensalter an und erreicht zwischen 9 und 10 Jahren das Maximum (Abb. 3.**5**). Dies gilt gleichermaßen für Mädchen und Jungen.

Die für Deutschland, aber auch weltweit postulierte Zunahme der Pedikulose in den letzten Jahren bleibt durch Mangel an vergleichbaren Daten eine reine Mutmaßung. Im ländlichen Polen ging von 1996–2000 die Prävalenz der Pedikulose bei Schulkin-

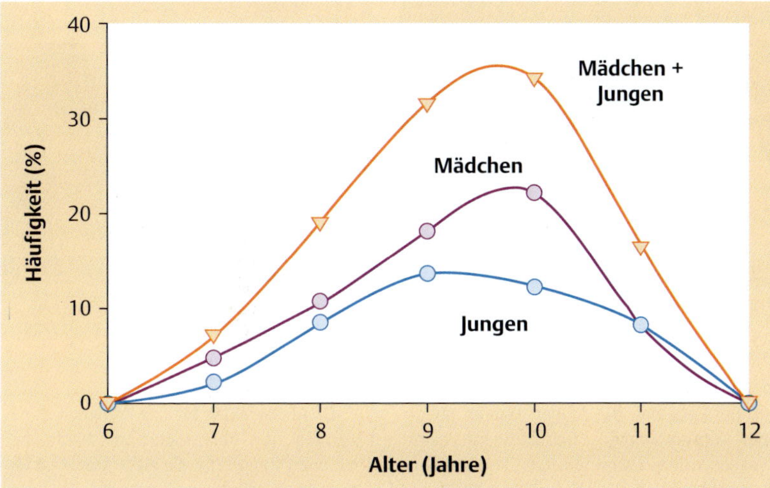

Abb. 3.**5** Altersverteilungskurve der Pediculosis capitis. Quelle: C. Jahnke et al. Gesundheitswesen 2009.

dern von 2 auf 1,2% zurück. In städtischen Schulen blieb sie dagegen unverändert bei 0,6%. Tatsache ist, dass in Deutschland die Zahl der verkauften Packungseinheiten von Anti-Kopflaus-Produkten in den Jahren von 2000 bis 2005 um 12% gestiegen ist. Allerdings sind steigende Verkaufszahlen von nicht rezeptpflichtigen Therapeutika nicht für eine Häufigkeitszunahme der Pediculosis capitis beweisend, sondern können diverse Ursachen haben. Die Verkaufszahlen würden beispielsweise auch dann steigen, wenn das zuerst eingesetzte Produkt den Kopflausbefall nicht beseitigte, und die Eltern ein zweites oder drittes Produkt kaufen mussten.

Den charakteristischen Häufigkeitsunterschied zwischen Jungen und Mädchen zeigte auch die Braunschweig-Studie: Während bei Mädchen die Inzidenz 875 Neuinfestationen/10 000/Jahr betrug, war die Kennzahl bei Jungen 319.

Risikofaktoren

Ein klar erkennbarer Risikofaktor für die Pediculosis capitis ist das Geschlecht. Unabhängig von Umweltfaktoren oder kulturellem Hintergrund sind Mädchen konstant häufiger infestiert als Jungen. Das Verhältnis schwankt zwischen 12 : 1 (Türkei) und 2 : 1 (Europa, Australien). Die überproportionale Häufigkeit der Pedikulose bei Mädchen geht überdies durch alle Altersgruppen. Diese Tatsache reflektiert ein geschlechtsspezifisches Verhalten und nicht eine biologisch determinierte, höhere Empfindlichkeit des weiblichen Geschlechts (Abb. 3.**6**). Mädchen pflegen häufig lange und enge Kontakte, während bei Jungen der direkte Kopfkontakt meist kurz ist, z. B. bei Raufereien. Die Beschaffenheit des Haares ist dagegen nur von sekundärer Bedeu-

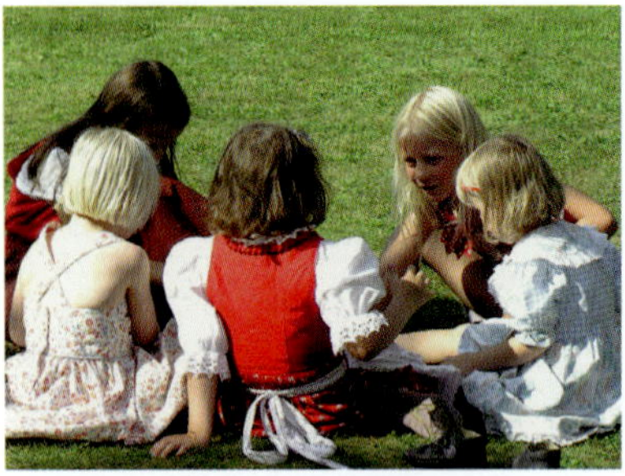

Abb. 3.**6** Mädchen stecken gerne die Köpfe zusammen. Quelle: K.-H. Heuschert.

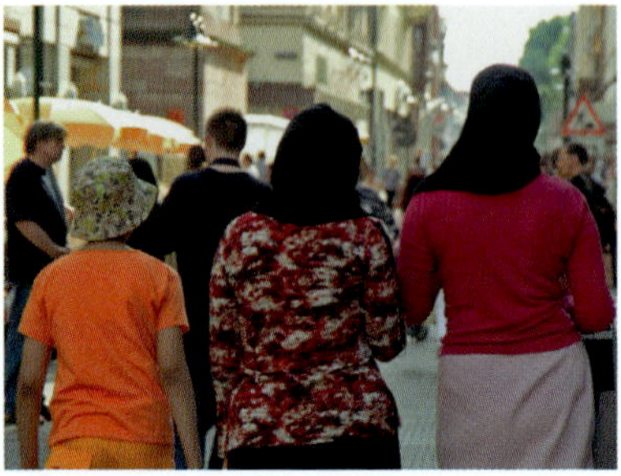

Abb. 3.**7** In Familien mit Migrationshintergrund ist Kopflausbefall seltener. Quelle: Fotolia.com.

→ Bei Personen mit langen Haaren steigt bei Körperkontakt – beispielsweise beim Spielen oder Zusammensitzen – die Wahrscheinlichkeit, dass sich die Haare berühren im Vergleich zu Individuen mit kurzen Haaren. Werden die Haare zusammengebunden, reduziert sich die Kontaktfläche.

→ Ein **Risikofaktor** für eine Krankheit ist ein Merkmal, das überproportional häufig bei Personen vorkommt, die diese Krankheit haben, im Vergleich zu Personen, die diese Krankheit nicht haben. Risikofaktoren können wirtschaftlicher Art (Armut), sozialer Art (Familienverhältnisse), biologischer Natur (Geschlecht) oder verhaltensbedingt sein.

tung (in langen Haaren sind Kopfläuse allerdings schwieriger zu entdecken).

Andere Risikofaktoren sind nicht konsistent. In einigen Studien wurden ein geringes Familieneinkommen, mehrere Geschwister in der Familie oder beengte Wohnverhältnisse als Risikofaktoren identifiziert, in anderen Studien dagegen nicht. Allerdings entspricht es der Erfahrung, dass die Pedikulose in Familien aus sozialen Brennpunkten überproportional häufig vorkommt. Sicher ist, dass die Pedikulose kein hygienisches Problem ist: Häufiges Waschen des Kopfhaars beseitigt keine Läuse und weniger gepflegtes Haar begünstigt nicht ihre Propagierung.

Eine in Braunschweig im Jahr 2008 durchgeführte Studie zeigte, dass Familien mit niedrigem Bildungsstand häufiger von einer Pediculosis capitis betroffen sind als Familien mit mittlerem und hohem Bildungsgrad. Interessanterweise war Kopflausbefall seltener bei Familien mit Migrationshintergrund.

Saisonale Häufigkeitsschwankung

Es wird seit Längerem vermutet, dass die Häufigkeit von Kopflausinfestationen über das Jahr schwankt. Die Zahl der Neuinfestationen pro Zeiteinheit (z. B. pro Kalenderwoche) ist nicht bekannt, weil die entsprechenden Daten nicht zentral erfasst werden. Saisonale Inzidenzunterschiede lassen sich daher nur mit indirekten Methoden erkennen. Eine Möglichkeit ist, zu überprüfen, wie viele Packungen von Pedikuloziden pro Zeiteinheit bundesweit verkauft werden. Diesem Vorgehen liegt die

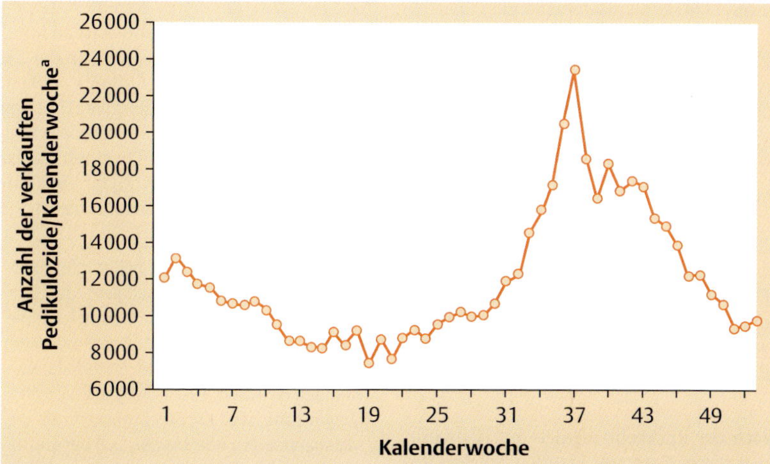

Abb. 3.**8** Saisonales Muster der Pediculosis capitis. [a] Bundesweite Verkaufszahlen eines Pharmagroßhändlers, gemittelt über einen Zeitraum von vier Jahren. Quelle: E. Bauer et al. Parasitology Research 2008.

Überlegung zu Grunde, dass jede Kopflausinfestation – sobald sie erkannt wurde – auch behandelt wird, und in der Mehrzahl der Fälle ein entsprechendes Produkt in der Apotheke gekauft wird. Die Zahl der von allen Apotheken in Deutschland pro Zeiteinheit verkauften Kopflausmittel entspricht dementsprechend der Zahl der Neuinfestationen – zeitversetzt um eine Spanne von etwa 3–4 Wochen.

Tatsächlich ergibt die Analyse entsprechender Daten ein klares saisonales Muster der Pediculosis capitis (Abb. 3.**8**). Während von Kalenderwoche (KW) 1 bis KW 31 keine wesentlichen Unterschiede in der Häufigkeit zu beobachten sind, steigen die Verkaufszahlen ab KW 33 deutlich an. Aus der Grafik lässt sich ableiten, dass zwischen KW 33 bis KW 40 etwa 2,5-mal so viele Neuinfestationen pro Woche auftreten wie in den ersten 33 Wochen des Jahres. Ab KW 40 fällt die Zahl der Neuinfestationen nahezu kontinuierlich wieder ab.

Dieses klare saisonale Muster kann prinzipiell mehrere Ursachen haben:

- Erstens ist denkbar, dass die mittlere Lebensdauer und/oder die Fertilität von Kopfläusen von Lufttemperatur und -feuchtigkeit abhängen. (Von zahlreichen Insekten ist bekannt, dass relativ kleine Änderungen dieser physikalischen Größen einen erheblichen Effekt auf die Populationsdynamik haben.)
- Zweitens können auch klimatische Faktoren die Übertragungswahrscheinlichkeit durch Objekte beeinflussen.
- Drittens besteht Grund anzunehmen, dass in der warmen Jahreszeit die Häufigkeit von Kopf-zu-Kopf-Kontakt zwischen Kindern deutlich ansteigt.

  Dies ist besonders in den Sommerferien der Fall: Treffen Kinder am Urlaubsort auf zahlreiche andere Kinder, steigt die Wahrscheinlichkeit, dass eines oder mehrere dieser Kinder unerkannt von Kopfläusen befallen sind und die Parasiten beim gemeinsamen Spielen übertragen werden. Durch eine veränderte Lebensführung während der Urlaubszeit sinkt vermutlich gleichzeitig die Aufmerksamkeit der Eltern, sodass ein Kopflausbefall nicht gleich bemerkt wird. Alle diese Faktoren führen dazu, dass sich während der Ferienzeit ein unerkanntes Reservoir infestierter Kinder bildet.

→ Epidemiologisch betrachtet ist in Deutschland die Pediculosis capitis bei Kindern im Alter von 4 bis 12 Jahren endemisch. Im Spätsommer und im Herbst nimmt die Parasitose epidemische Ausmaße an.

Nach der Rückkehr werden am Heimatort über dieses Reservoir Freunde, Spielgefährten oder Klassenkameraden angesteckt. Sobald zu Hause die ersten Neuinfestationen entdeckt werden, steigt der Bedarf an Kopflausmitteln sprunghaft an (etwa ab der 33. KW). Durch gesteigerte Aufmerksamkeit, schnelle Diagnose und effektive Therapie sinkt die Inzidenz von Neuinfestationen ab KW 41 wieder ab und erreicht einen „Basiswert", der den Winter, Frühjahr und Anfang des Sommers über konstant bleibt.

→ Es ist ein Merkmal zahlreicher Infektionskrankheiten, dass die Häufigkeit das Jahr über schwankt. Ein Musterbeispiel ist die Malaria, die bei hoher Außentemperatur und hoher Luftfeuchtigkeit innerhalb von wenigen Wochen ihre Häufigkeit verzehnfachen kann, weil die Stechmücken, die die Malariaparasiten übertragen, sich bei günstigen Umweltbedingungen rasch vermehren.

4 Krankheitszeichen

Die Annahme, Kopfläuse seien medizinisch belanglose Lästlinge, ist falsch:

- *Pediculus humanus capitis* kann – ähnlich wie die Kleiderlaus – pathogene Bakterien übertragen und ist damit ein potenzieller Vektor für wichtige Infektionskrankheiten.
- Werden die Parasiten nicht prompt und konsequent eliminiert, entstehen Gesundheitsstörungen.

Beim Erstbefall entwickeln sich nach 4–6 Wochen 2–3 mm große, hochrote, stark juckende Papeln. Bei Reinfestation treten die Symptome bereits nach 24–48 h auf – ein Hinweis für eine Immunreaktion der Haut gegen Bestandteile des Läusespeichels. Das durch den Juckreiz induzierte Kratzen führt zur Schädigung der Hautbarriere (sogenannte Kratzexkoriation, Abb. 4.**1**). Die Kratzexkoriationen sind eine Eintrittspforte für Bakterien, typischerweise Streptokokken und Staphylokokken (Abb. 4.**2**). Permanentes Kratzen und Scheuern löst manchmal ein chronisches Ekzem aus. Schlafstörungen, durch den sich in der Nacht verstärkenden Juckreiz, sind ein weiteres typisches Symptom. Kinder mit einem langen Leidensweg können psychische Symptome entwickeln. Diese Kinder fühlen sich sozial ausgeschlossen und stigmatisiert.

Superinfizierte Kratzläsionen sind in Entwicklungsländern sehr häufig, in Deutschland wurden sie früher in 1–2% der Fälle gefunden. Bestehen Superinfektionen über längere Zeit, vergrößern sich die regionalen Lymphknoten. Noch Ende der 70er-Jahre beobachtete ein deutscher Kinderarzt bei 11% der Kinder mit Pedikulose Schwellungen der Halslymphknoten. Bei einer systematischen Untersuchung Braunschweiger Einschulungskinder waren vergrößerte Lymphdrüsen bei Kindern mit Kopflausbefall nicht häufiger als bei Kindern ohne Parasiten.

→ Eine Besiedlung von Kratzexkoriationen mit Gruppe A-Streptokokken kann zu einer gefährlichen Nierenkrankheit führen.

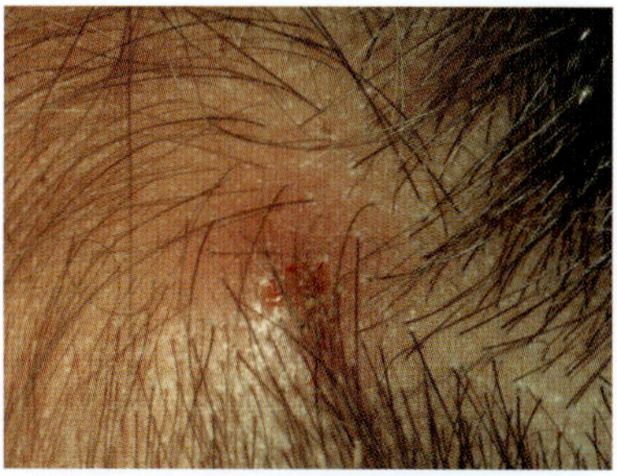

Abb. 4.**1** Aufgekratzte Papel umgeben von geröteter Kopfhaut. Quelle: Prof. H. Feldmeier.

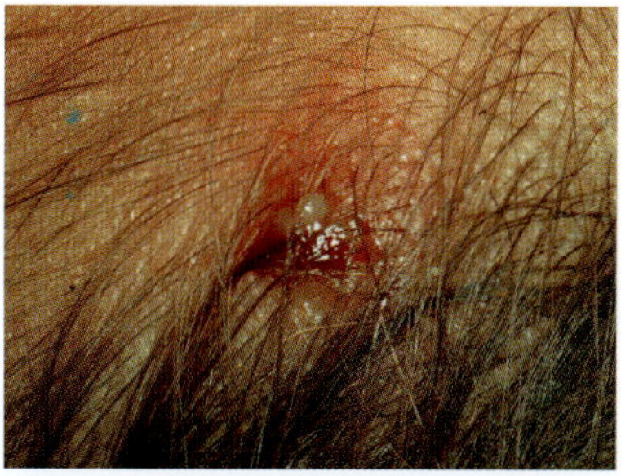

Abb. 4.**2** Mit Eitererregern superinfizierte Kratzexkoriation. Quelle: Prof. H. Feldmeier.

Bosnische Autoren beobachteten bei zwei Kindern mit massivem Befall die Entwicklung eines herdförmigen Haarverlusts. Zudem fanden sich Veränderungen im Blutbild, wie sie bei chronischen Infektionen zu beobachten sind.

In Mitteleuropa nicht mehr zu beobachten, aber bei vernachlässigten Kindern in Osteuropa und bei Straßenkindern in Entwicklungsländern noch zu finden ist eine chronisch nässende, generalisierte Infektion der Kopfhaut, die zu einer Verklebung der Haare führt.

Nach neuen Erkenntnissen wurden die schrecklichen Pestepidemien des Mittelalters im Wesentlichen durch den massenhaften Befall der Bevölkerung mit Kopf- und Kleiderläusen verursacht. Die Übertragung von Pestbakterien durch den Rattenfloh – wie bislang angenommen – spielte dagegen nur eine untergeordnete Rolle.

5 Diagnose

Häufig wird die Infestation entdeckt, wenn beim Kämmen eine Laus vom Kopf fällt, oder ein Kind sich häufig am Kopf kratzt. Dies kann im Elternhaus oder in einer Gemeinschaftseinrichtung sein (Tab. 5.**1**). Die Bestätigung der Beobachtung der Eltern oder Erzieher erfolgt durch den Nachweis von Nymphen, adulten Läusen oder embryonierten, vitalen Eiern mittels visueller Inspektion oder Auskämmen der Haare mit einem Läusekamm. Beide Verfahren benötigen Zeit, weil in Mitteleuropa bei 80% der Betroffenen nur weniger als 10 Läuse vorhanden sind, also meist ein großer Teil der Kopfhaut inspiziert bzw. die Mehrzahl der Haare ausgekämmt werden müssen. Die Verwendung einer beleuchteten Lupe ist hilfreich. Während die leeren Eihüllen als weißliche Gebilde zu erkennen sind, sind die entwicklungsfähigen, kopfhautnahen gräulich-braunen Eier, insbesondere auf dunklem Haar, eher schwierig zu finden (Abb. 2.**2** und 5.**1**).

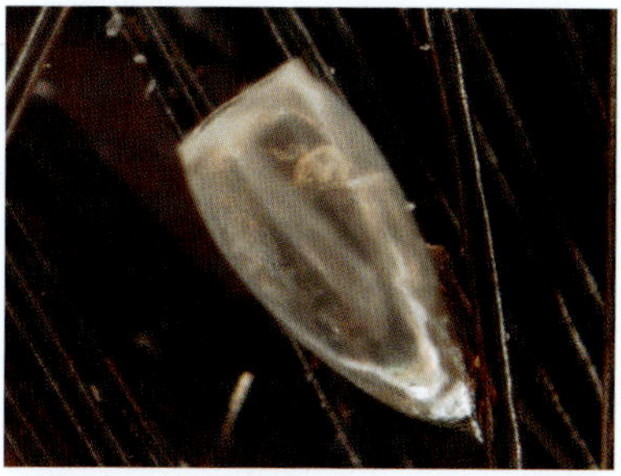

Abb. 5.**1** Leere Eihülle (Nisse).
Quelle: Prof. H. Feldmeier.

Hinweise für die praktische Durchführung der visuellen Inspektion und des feuchten Auskämmens finden Sie im Abschnitt „Praktische Hinweise“ (S. 40).

Visuelle Inspektion und feuchtes Auskämmen eignen sich für unterschiedliche Fragestellungen. Geht es darum herauszufinden, wie viele Kinder in einer Einrichtung eine Pediculosis capitis haben oder in den vergangenen Wochen hatten, reicht der Nachweis von Eiern/Nissen. Dafür ist

Tabelle 5.**1** Diagnose der Pediculosis capitis. Quelle: C. Jahnke et al. 2009.

Ort	Diagnose gestellt durch	Prozent
zu Hause	Entdeckung von Läusen	32
	Entdeckung von Eiern/Nissen[a]	20
	Juckreiz begleitet von Kratzen der Kopfhaut[b]	18
Kindertagesstätte	Erzieherin/andere Mutter	23
Kinderarztpraxis	Kinderarzt	7

[a] mit anschließender Entdeckung von Adulten und/oder embryonierten, vitalen Eiern.
[b] Eltern hatten bereits Verdacht eines Kopflausbefalls, waren sich aber nicht sicher.

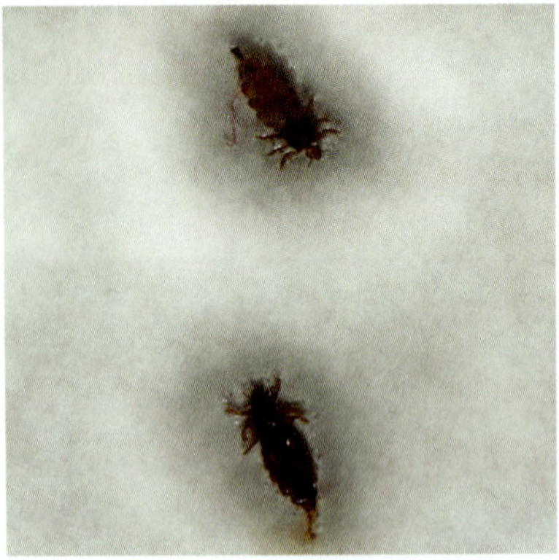

Abb. 5.**2** Zwei Läuse, die nach dem feuchten Auskämmen in der Haarspülung hängen geblieben sind. Quelle: Dr. C. Jahnke.

die visuelle Inspektion die geeignete Methode (Tab. 5.**2**). Die Empfindlichkeit der visuellen Inspektion liegt für diese Fragestellung bei 86%, die von feuchtem Auskämmen dagegen nur bei 68%.

Sollen dagegen in einer Einrichtung Kinder mit einer aktiven Infestation identifiziert werden, das heißt solche, die juvenile oder adulte Läuse auf dem Kopf haben und andere Personen anstecken können, ist die visuelle Inspektion völlig ungeeignet. Die Methode hat für diesen Fall nur eine Empfindlichkeit von rund 29%, das feuchte Auskämmen dagegen von rund 91% (Tab. 5.**3**). Würde man sich in diesem Fall ausschließlich auf die visuelle Inspektion verlassen, würde die Häufigkeit infektiöser Kopflausträger um einen Faktor 3 unterschätzt. Da Kinder mit nicht erkanntem Kopflausbefall auch nicht behandelt werden, bleiben diese ein Gesundheitsrisiko für ihre Umgebung und halten den Parasitenzyklus in Gang.

Der Abstand der Eier von der Kopfhaut ermöglicht eine Abschätzung über den Beginn der Infestation. Die Haare eines Kindes wachsen um ca. 1 cm/Monat und die Nymphen schlüpfen in der Regel innerhalb von 7 bis 8 Tagen aus den embryonierten Eiern. Demnach sind Eier, die sich weiter als 1 cm von der Kopfhaut entfernt befinden, kein Ansteckungsrisiko.

Tabelle 5.**2** Zuverlässigkeit diagnostischer Methoden zum Nachweis von Eiern/Nissen. Quelle: C. Jahnke et al. 2009.

Kriterium	**visuelle Inspektion**	**feuchtes Auskämmen**
Sensitivität	86%	68%
positiver prädiktiver Wert	100%	100%
negativer prädiktiver Wert	95%	90%

Tabelle 5.**3** Zuverlässigkeit diagnostischer Methoden zum Nachweis von Läusen. Quelle: C. Jahnke et al. 2009.

Kriterium	**visuelle Inspektion**	**feuchtes Auskämmen**
Sensitivität	29%	91%
positiver prädiktiver Wert	100%	100%
negativer prädiktiver Wert	95%	99%

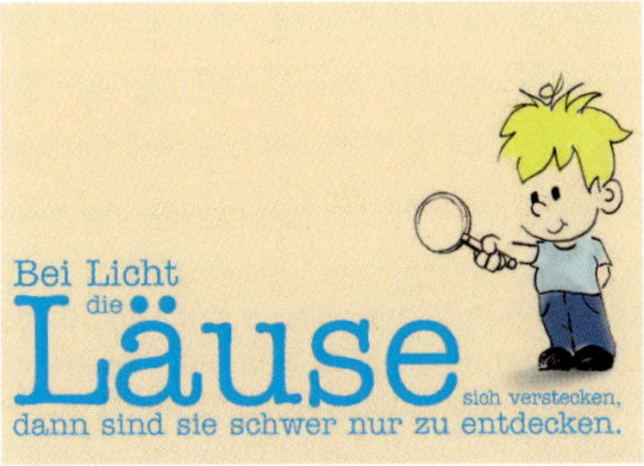
Bei Licht
die
Läuse
sich verstecken,
dann sind sie schwer nur zu entdecken.

Abb. 5.**3** Mit einer beleuchteten Lupe lassen sich Läuse leichter entdecken. Quelle: Deutsche Pediculosis Gesellschaft.

Eine behandlungsbedürftige Pedikulose (Präsenz von Läusen bzw. embryonierten Eiern) ist bei rund 60% aller Kopflausinfestationen zu erwarten, bei den anderen 40% finden sich nur abgestorbene Eier/Eihüllen.

Eihüllen sind relativ leicht von Schuppen und eingetrockneten Resten von Haargel, Haarspray oder Haarhülsen (Überbleibsel der inneren Wurzelscheide) zu unterscheiden. Nissen kleben in einem spitzen Winkel an einem Haar, haben alle dieselbe ovale Form und lassen sich auch mit einem Läusekamm nur schwer entfernen. Kosmetikreste und Schuppen sind dagegen von unregelmäßiger Form und können leicht abgestreift werden. Ist man unsicher, bringt eine Lupe Klarheit.

→ Die **Empfindlichkeit** einer diagnostischen Methode ist die Trefferquote (in Prozent), mit der aus einer Gruppe von Personen mit einer bestimmten Erkrankung (z. B. Kopflausbefall) die tatsächlich Erkrankten, also in diesem Fall die Individuen mit einer Pedikulose, identifiziert werden.

→ Der **positive prädiktive Wert** einer diagnostischen Methode ist die Wahrscheinlichkeit (in Prozent), dass bei einem positiven Ergebnis der Untersuchungsmethode der Betreffende die Erkrankung auch wirklich hat. Dem liegt die – statistisch gesicherte – Erkenntnis zugrunde, dass bei der Untersuchung einer Gruppe von Personen keine diagnostische Methode 100% zuverlässige Ergebnisse liefert und in einer bestimmten Häufigkeit auch immer falsch positive oder falsch negative Resultate erzielt werden. Ist der positive prädiktive Wert einer Methode niedrig, werden möglicherweise Personen behandelt, die eigentlich nicht behandelt werden müssten.

→ Der **negative prädiktive Wert** einer diagnostischen Methode ist die Wahrscheinlichkeit (in Prozent), dass bei einem negativen Ergebnis der Untersuchungsmethode der Betreffende die Erkrankung auch wirklich nicht hat. Ist der negative prädiktive Wert einer Methode niedrig, werden möglicherweise Personen übersehen, die eigentlich behandelt werden müssten. Im Fall der Pedikulose würde dies dazu führen, dass Gesunde angesteckt werden können.

→ Bei einer **zuverlässigen** diagnostischen Methode sind sowohl der positive als auch der negative prädiktive Wert hoch.

6 Therapie

Ziel jeder Therapie ist die rasche und komplette Elimination aller Kopfläuse und embryonierten Eier. Grundsätzlich lassen sich mechanische, topische und systemische Prozeduren unterscheiden. Systemische Therapien wirken durch Aufnahme eines Wirkstoffs beim Blutsaugen. Der einzige derzeit eingesetzte Wirkstoff ist Ivermectin. Die Substanz ist in Deutschland allerdings nicht für die Behandlung von Kopflausbefall zugelassen.

Topische Therapien wirken von außen und werden in Form von Shampoo, Lösung oder Spray auf die Kopfhaut aufgebracht.

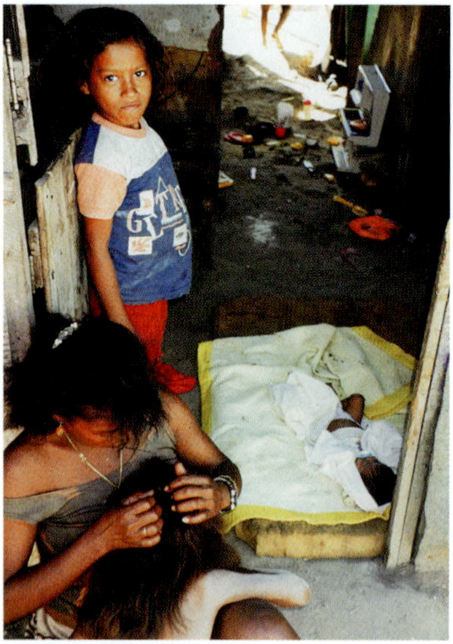

Abb. 6.**1** Manuelle Entlausung in einem Armenviertel in Brasilien. Quelle: Prof. H. Feldmeier.

Mechanisch können Läuse mit Hilfe eines Läusekamms entfernt werden. Die traditionelle Entlausung mit der Hand ist ebenfalls ein mechanisches Verfahren: Es wird nur noch in Entwicklungsländern angewandt, wo Menschen zu arm sind, um einen Läusekamm kaufen zu können (Abb. 6.**1**). Wird die Kopfhaut kahlgeschoren, verschwinden naturgemäß auch die Läuse (Abb. 6.**2**). High-Tech-Varianten der Entlausung sind spezielle „Läusestaubsauger" oder elektrische Läusekämme. Wie wirksam diese Geräte sind, ist unklar.

Auskämmen

Der mechanischen Behandlung einer Pedikulose mittels Läusekamm haftet etwas Altmodisches, wenig Zeitgemäßes an. Gleichwohl ist die Methode absolut zuverlässig, vorausgesetzt, sie wird korrekt durchgeführt und man benutzt einen qualitativ hochwertigen Läusekamm. Will man

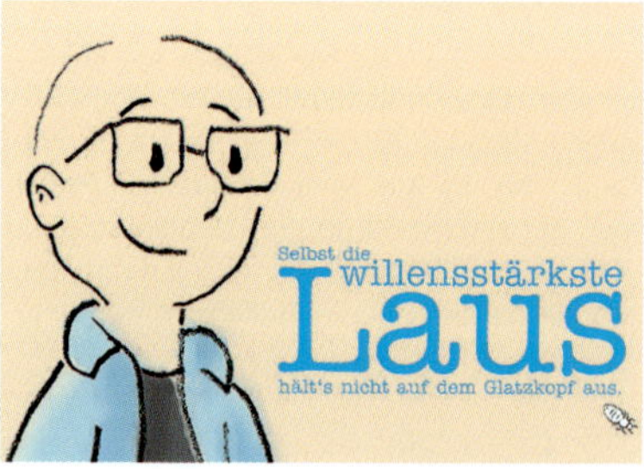
Selbst die
willensstärkste
Laus
hält's nicht auf dem Glatzkopf aus.

Abb. 6.**2** Kahlscheren als Behandlungsmaßnahme ist obsolet. Quelle: Deutsche Pediculosis Gesellschaft.

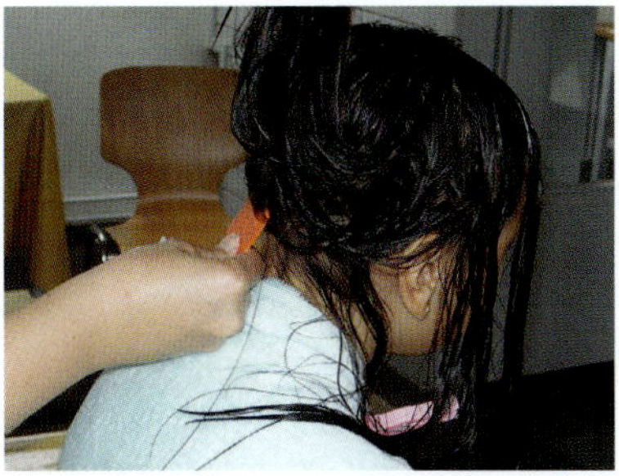

Abb. 6.**3** Feuchtes Auskämmen.
Quelle: Dr. C. Jahnke.

die Pedikulose ausschließlich mechanisch behandeln, muss das Auskämmen über einen Zeitraum von 4 Wochen 2 ×/Woche erfolgen bzw. so lange, bis 2 Wochen keine Läuse mehr gefunden werden. Es ist zu bedenken, dass während dieser Zeit das Kind möglicherweise infektiös bleibt (Abb. 6.**3**).

In einer randomisierten, kontrollierten Studie zeigten britische Wissenschaftler, dass das Auskämmen von vorab mit einem Conditioner angefeuchteten Haar eine signifikant bessere Wirkungsrate hat als die topische Behandlung mit 0,5% Malathion oder 1% Permethrin. Die Heilungsrate betrug nach nur 4-maligem Auskämmen im Abstand von je 3 Tagen 57%, die der beiden Pedikuloziden ganze 13%. Wie hoch die Heilungsrate gewesen wäre, wenn man 4 Wochen ausgekämmt hätte, wurde nicht ermittelt.

Wie das therapeutische Auskämmen durchgeführt wird, ist im Abschnitt praktische Hinweise (s. S. 40) nachzulesen.

→ Eine ausschließlich mechanische Therapie verlangt konsequentes Handeln der Eltern und Geduld vom Patienten. Wo das nicht gewährleistet ist, muss Auskämmen mit einer anderen Therapieart kombiniert werden.

Neurotoxisch wirkende Pedikulozide

Pedikulozide auf chemischer Basis enthalten eine

- Organochlorverbindung (Lindan),
- Organophosphat (Malathion),
- Carbamat (Carbaryl),
- Pyrethrum (Extrakt aus Chrysanthemen) oder
- synthetische Pyrethroide (Derivate des Pyrethrums wie Allethrin, Permethrin, Deltamethrin, d-Phenothrin).

Ihrem ursprünglichen Einsatzgebiet nach sind alle diese Substanzen Pestizide (Schädlingsbekämpfungsmittel der Landwirtschaft). In Deutschland zugelassen sind Pyrethrum, Allethrin und Permethrin. Lindan ist aufgrund seines hohen Nebenwirkungspotenzials in der EU seit Ende 2007 nicht mehr zugelassen. Alle Substanzen wirken toxisch auf das Nervensystem der Laus.

An galenischen Zubereitungen stehen Lösungen, Shampoos und Sprays zur Verfügung. Gegen die Zubereitung in Form eines Treibgassprays spricht, dass das Pedikulozid bei der Anwendung vernebelt und in einem schlecht belüfteten, kleinen Raum (typischerweise dem Badezimmer) vom Patienten und dem Behandler eingeatmet werden kann.

→ Die **klassischen Pedikulozide** sind ihrem Wirksamkeitsmechanismus nach neurotoxisch wirkende Insektizide, d. h. sie greifen am Nervensystem der Laus an, z. B. indem die Erregbarkeit der Nervenzellen verändert oder ein Schlüsselenzym der Erregungsübertragung blockiert wird. Beim Warmblüter ist die Neurotoxizität je nach Wirkstoffkonzentration, Dosis, Resorptionsrate und Einwirkungsdauer unterschiedlich, in der Regel aber deutlich geringer als beim wechselwarmen Insekt.

→ Die Hersteller empfehlen generell nach jeder Applikation das anschließende Auskämmen. Dieses Vorgehen macht es schwierig zu entscheiden, welche der beiden therapeutischen Maßnahmen letztendlich die Eliminierung der Kopfläuse bewirkt hat. Nur wenn beim Auskämmen ausschließlich tote Läuse gefunden werden, liegt eindeutig eine Wirkung des Pedikulozids vor.

Im Vergleich zu anderen parasitären Infektionen ist die Datenlage zur Wirksamkeit der Substanzen ausgesprochen schlecht. Eine randomisierte, kontrollierte Studie gibt es nur für die alkoholische Lösung von Permethrin (Infectopedicul®). Die Substanz hatte bei englischen Kindern eine Wirksamkeit von 42 %.

Ergebnisse von Studien aus anderen Ländern mit Arzneimitteln, die zwar hierzulande verfügbare Wirkstoffe enthalten, sich aber in der Konzentration und/oder Art der Zubereitung unterscheiden, lassen sich nicht einfach übertragen. Wirksamkeitsangaben der Hersteller müssen deshalb mit Vorsicht interpretiert werden.

Die drei derzeit in Deutschland erhältlichen Produkte und ihre Wirkstoffe sind in Tab. 6.**1** zusammengefasst. Sie haben den Status eines Arzneimittels und sind in der sogenannten Entwesungsmittelliste des Bundesamts für Verbraucherschutz und Lebensmittelsicherheit aufgeführt.

Da Eier erst nach vier Tagen ein Nervensystem entwickeln, bleiben alle Pedikulozide auf chemischer Basis in diesem Zeitraum ohne Wirkung, selbst wenn sie in der Lage sind, über die winzigen Poren (Aeropylen) im Operculum des Eis in das Innere zu gelangen – der einzigen Möglichkeit, chemisch auf den Embryo einzuwirken. Deshalb wirkt keine Substanz sicher ovizid und eine zweite Behandlung nach 8–10 Tagen ist notwendig.

Die vom Robert Koch-Institut veröffentlichten Therapieempfehlungen basieren auf Ergebnissen von In-vitro-Studien des Umweltbundesamts (UBA). Die Methoden, nach denen das UBA die Wirksamkeit ermittelt hat, wurden im Verlauf der letzten Jahre geändert. Außerdem nutzt das UBA für die In-vitro-Studien einen Laborstamm von *P. humanus corporis* (Kleiderlaus). Es ist deshalb nicht sicher, ob die Resultate des UBA auf die tägliche Praxis übertragen werden können.

Toxikologen weisen darauf hin, dass nicht nur das toxikologische Profil eines einzelnen Wirkstoffs bei einer Therapieempfehlung bedacht werden muss. Verschiedene Produkte enthalten zusätzliche Substanzen wie Piperonylbutoxid, Diethylenglykol oder Chlorocresol, die ihrerseits gesundheitlich bedenklich sind. Pyrethrum und Pyrethroide können eine Allergie auslösen.

Unter dem Gesichtspunkt der Arzneimittelsicherheit ist zu beachten:

- Chemische Pedikulozide werden meistens bei **Kindern** angewandt (die auf Gifte empfindlicher reagieren als Erwachsene).
- Die **Resorption** über die Kopfhaut ist etwa 4-mal so hoch wie in anderen Hautbereichen. Sind Kratzexkoriationen vorhanden, steigt das Risiko einer Resorption über die Kopfhaut.
- In der Regel besteht Unkenntnis über eine möglicherweise **frühere Insektizidexposition**. Pyrethroide beispielsweise werden in Deutschland häufig im Haushalt eingesetzt (Verdampferplättchen gegen Stechmücken, Sprays zur Schädlingsbekämpfung, usw.). Ein Kind kann also bereits früher – ohne dass die Eltern es wissen – das entsprechende Insektizid aufgenommen haben, sodass es zu einer Wirkstoffakkumulation kommen kann oder eine schon bestehende Allergie verschlimmert wird.
- Schließlich sind **Anwendungsfehler** (falsch hohe Dosierung, zu lange Einwirkungszeit, zu schnelle/zu viele Wiederholungsbehandlungen), insbesondere bei mangelnden Deutschkenntnissen der Eltern, nicht auszuschließen.

Tabelle 6.1 In Deutschland zugelassene neurotoxisch wirkende Pedikulozide.

Handelsname	**Wirkstoff(e)/ Hilfsstoffe**	**galenische Zubereitung**	**Gegenanzeigen/ Vorsicht bei der Anwendung**[a]
Goldgeist® forte	Pyrethrum-extrakt[b], Piperonylbutoxid, Chlorocresol, Diethylenglykol	Lösung	Schwangerschaft, Stillzeit, allergische Gesundheitsstörung, Überempfindlichkeit gegen Pyrethroide/Chrysanthemen, vorgeschädigte Haut
Jacutin® Pedicul Spray	Allethrin, Piperonylbutoxid	Pumpspray	Schwangerschaft 1. Trimenon, Stillzeit, Säuglinge, Überempfindlichkeit gegen Pyrethroide/ Chrysanthemen, Asthma, Erkrankung der Bronchien/Lunge
InfectoPedicul®	Permethrin	Lösung	Schwangerschaft, Stillzeit, Kinder im Alter zwischen 2 Monaten und 3 Jahren, Überempfindlichkeit gegen Pyrethroide/Chrysanthemen, vorgeschädigte Haut

[a] Bei Kindern unter 2 Jahren ist grundsätzlich Vorsicht geboten.

[b] Gemisch aus Chrysanthemensäure- und Pyrethrinsäureester.

In Anbetracht dieser Daten ist es nicht verwunderlich, dass die Zeitschrift Ökotest (Heft 8, 2009) zwei von drei in Deutschland zugelassenen Produkte in pharmakologischer Hinsicht mit „ungenügend“ und ein Präparat mit „ausreichend“ beurteilte.

> Die Arzneimittelkommission dokumentiert 10 Fälle von Alopezie nach Anwendung von neurotoxisch wirkenden Pedikuloziden. Werden die Produkte akzidentell über den Mund aufgenommen, können gravierende neurologische Komplikationen wie Polyneuropathie und Lähmungen auftreten.

Resistenz

Da alle Substanzen mit einem neurotoxischen Wirkungsprinzip pharmakologisch ähnlich wirken, ist der Selektionsdruck auf die Parasiten hoch. Weltweit wurden Kopflauspopulationen identifiziert, die gegen unterschiedliche chemische Pedikulozide resistent sind. Doppel- und Kreuzresistenzen sind nicht selten. Untersuchungen zeigen beispielsweise, dass Läuse, die gegen Permethrin resistent sind, ebenfalls gegen d-Phenothrin, Deltamethrin und β-Cypermethrin (ein Pestizid der neuesten Generation) resistent sein können, selbst wenn in dem Land β-Cypermethrin noch nie eingesetzt wurde.

Resistenzen sind dort besonders häufig, wo die Pedikulose ausgesprochen aggressiv angegangen wird und Pedikulozide frei verkäuflich sind. So zeigen Studien höhere Resistenzraten in den USA und Großbritannien als in Panama, Ecuador und Indonesien, Ländern, in denen die Bevölkerung eine entspannte Attitüde in Bezug auf Ektoparasiten hat. Fehlerhafte Anwendungen (zu geringe Dosis, zu kurze Einwirkungszeit, fehlende Zweitbehandlung) sind eine weitere Ursache der Entwicklung von resistenten Parasitenpopulationen.

Seit 1994 wird auch in Europa über zunehmende Resistenzen gegen Permethrin berichtet. In Dänemark beispielsweise waren 70% der von Kindern isolierten Kopfläuse gegen die Substanz resistent. Eine ähnlich hohe Resistenzrate fand sich für Malathion (in Deutschland nicht im Handel).

Unter praktischen Gesichtspunkten ist es wichtig, dass das Auftreten resistenter Stämme nicht voraussehbar ist. So beobachteten australische Forscher unterschiedliche Resistenzmuster bei Kindern aus fünf städtischen Schulen in Brisbane. Während in zwei Schulen die Läuse resistent gegen Malathion, Permethrin und Pyrethrum waren, waren Kopfläuse in drei anderen Schulen sensibel gegen Malathion, aber teilweise resistent gegen Pyrethrum. In Großbritannien beobachteten Wissenschaftler unterschiedliche Resistenzmuster sogar bei engen Kontaktpersonen, manchmal sogar innerhalb der Familie. Dies bedeutet, dass eine Substanz, die bei einem Patienten wirkt, bei einem anderen Patienten aus derselben Familie möglicherweise nicht wirkt.

→ Eine Doppelresistenz liegt vor, wenn Läuse gegen 2 Substanzen aus derselben Wirkstoffklasse resistent sind, z. B. Pyrethroide. Bei einer Kreuzresistenz sind die Insekten gegen Wirkstoffe aus unterschiedlichen Pestizidgruppen resistent.

Über die Resistenzlage in Deutschland liegen keine zuverlässigen Zahlen vor. Da Permethrin das am häufigsten eingesetzte Pedikulozid ist, sind vermutlich auch in Deutschland resistente Kopflauspopulationen vorhanden. Das Robert Koch-Institut (RKI) berichtet: *„Resistenzen von Kopfläusen gegenüber Pyrethroiden wurden in Deutschland bisher nur vermutet; repräsentative wissenschaftliche Untersuchungen zur Erfassung von Resistenzen bei Kopfläusen gegenüber Insektiziden wurden bisher nicht durchgeführt. Allerdings verpflichten die in anderen europäischen Ländern (z. B. Dänemark, Großbritannien) und auch weltweit beobachteten Resistenzen, insbesondere gegen Permethrin und Malathion, zu erhöhter Aufmerksamkeit.“*

Pedikulozide auf pflanzlicher Basis

Seit einiger Zeit sind verschiedene Pedikulozide auf rein pflanzlicher Basis im Handel. Es handelt sich dabei um ätherische Öle, die mit anderen Phytotherapeutika und hautpflegenden Substanzen kombiniert werden. Für zwei Wirkstoffe aus dem australischen Teebaum *(Melaleuca alternifolia)* konnte als Wirkungsmechanismus eine Blockierung der Azetylcholinesterase der Laus nachgewiesen werden, ein Angriffspunkt, den auch einige neurotoxisch wirkende Pedikulozide haben. Kokosnussöl enthält Capron- und Caprylsäure, die sowohl eine Repellentwirkung als auch eine Insekten abtötende Wirkung haben. Ob ätherische Öle die Atemöffnungen der Läuse nachhaltig verkleben und dadurch die Sauerstoffzufuhr unterbrechen – wie einige Hersteller behaupten –, ist bislang nicht bewiesen.

Eukalyptusöl, Majoranöl, Frauenminzöl und Rosmarinöl zeigten in In-vitro-Studien höhere Wirkungsraten als d-Phenothrin und Pyrethrum. Ein Extrakt aus Samen des Neem-Baumes *(Azadirachta indica)* zeigte in einer In-vitro-Studie eine 100%ige Wirksamkeit und war besser wirksam als Permethrin 1%. In einer Studie mit israelischen

Kindern zeigte eine Kombination aus Kokosnussöl, Ylang-Ylang *(Cananga odorata)* und Anisöl eine Wirksamkeit von 92%.

Für die Mehrzahl der in Deutschland auf dem Markt befindlichen Produkte gibt es keine nach anerkannten wissenschaftlichen Kriterien durchgeführten Wirksamkeitsstudien. In einer randomisierten, kontrollierten Studie fanden britische Wissenschaftler für eine Mischung aus Kokosnuss-, Anis- und Ylang-Ylang-Öl (Paranix®) eine Wirksamkeit von 82%. Das Produkt mosquito® Läuseshampoo ist in der sogenannten Entwesungsmittelliste aufgeführt. Die derzeit auf dem Markt erhältlichen Produkte sind in Tab. 6.**2** zusammengefasst.

→ Ätherische Öle sind komplexe Wirkstoffmischungen mit einem hohen Anteil von Monoterpenen. Pflanzen produzieren ätherische Öle, um sich vor Fraßfeinden zu schützen, typischerweise Insekten.

Weil Pedikulozide auf pflanzlicher Basis mit Naturprodukten assoziiert werden, gehen Laien davon aus, dass die Produkte grundsätzlich keine Nebenwirkungen haben. Tatsächlich ist die Verträglichkeit der meisten als Pedikulozide auf pflanzlicher Basis zugelassenen Medizinprodukte/Kosmetika nicht ausreichend untersucht. Es kann nicht ausgeschlossen werden, dass einige Inhaltsstoffe toxische Nebenwirkungen haben. So wurde z.B. das Produkt

Tabelle 6.**2** In Deutschland erhältliche Pedikulozide auf pflanzlicher Basis (Auswahl).

Produkt	Inhaltsstoff(e)	galenische Zubereitung	Status	Wirksamkeit nachgewiesen*
Paranix®	Kokosnuss-, Anis-, Ylang-Ylang-Öl	Pumpspray	Medizinprodukt	+/+
mosquito® Läuseshampoo	Kokosnussöl-, Sojaölderivate	Shampoo	Medizinprodukt	+/–
Wash-Away® Laus	Extrakt aus Neemsamen	Shampoo	Kosmetikum	+/–
Aesculo® Gel „L“	Kokosnussölderivate	Gel	Medizinprodukt	–/–
Niemolind®	Neemöl, Teebaumöl, Lavendelöl	Lotion	Medizinprodukt	–/–
Dr. Rausch Laus-Stop®	Andirobaöl, Rapsöl, Kokosöl, Quassiaessig	Shampoo	Medizinprodukt	–/–
Dr. Gloystein Läuseschreck	Teebaumöl, Lavendelöl, Geranienöl	Shampoo	Kosmetikum	–/–
Living Nature Läuseshampoo	Manukaöl, Pfefferminzöl	Shampoo	Kosmetikum	–/–

* In-vitro-Studien/klinische Studien (nur randomisierte, kontrollierte Studien)

GO-Laus® auf Betreiben des Landes Baden-Württemberg vom Hersteller vom Markt genommen, da es eine bedenklich hohe Konzentration an Triethanolamin aufwies. Die Zeitschrift Ökotest bemängelt, dass in verschiedenen Produkten bedenkliche oder umstrittene Hilfsstoffe vorhanden sind wie Formaldehydabspalter, Cinnamylalkohol und andere.

→ Die Anwendungsprozeduren von Kopflausmittel auf pflanzlicher Basis sind teilweise kompliziert (bis zu 5 Applikationen im Abstand von 3 Tagen!). Dass Eltern solche Schemata gewissenhaft durchhalten, ist unwahrscheinlich.

Physikalisch wirkende Mittel (Dimeticone)

Ein neuer Therapieansatz macht sich eine Achillesferse von Läusen zunutze: die 14 winzigen Atemöffnungen, die das Insekt mit Sauerstoff versorgen. Der Durchmesser der Atemöffnungen ist so klein, dass nur Flüssigkeiten mit extrem niedriger Oberflächenspannung in diese eindringen können. Bestimmte Dimeticone, synthetische Silikonöle, haben eine solche ungewöhnliche Kriecheigenschaft.

Dimeticone gelten als sichere und ausgesprochen gut verträgliche Substanzen. Sie werden nicht verstoffwechselt und weder über die Darmschleimhaut noch über die Haut aufgenommen. Auch versehentliches Verschlucken führt nicht zu Gesundheitsstörungen.

In Deutschland sind derzeit 5 dimeticonhaltige Kopflausprodukte auf dem Markt (Tab. 6.**3**). Die Produkte unterscheiden sich in Bezug auf die physikalischen Eigenschaften der eingesetzten Dimeticone, die Dimeticon-Konzentration (von 4–100%) und die Präsenz von Zusatzstoffen wie Rizinus- und Kokosnussöl. Die Viskosität der eingesetzten Dimeticone reicht von extrem dünnflüssig und leicht flüchtig bis zu relativ zähflüssig. Das Produkt paramitex® lotio enthält nur zu einem geringen Anteil Dimeticon, aber 11 weitere chemische Substanzen bzw. Moleküle pflanzlicher Herkunft. Alle fünf Kopflausmittel sind als Medizinprodukte zugelassen.

Die notwendige Einwirkungszeit ist extrem unterschiedlich und reicht von 10 min bis zu 8 h bzw. über Nacht. Für alle Produkte wird eine 2-malige Anwendung im Abstand von 8–10 Tagen empfohlen. NYDA® und Jacutin Pedicul Fluid® sind in der sogenannten Entwesungsmittelliste aufgeführt.

Nur für zwei Produkte liegen Daten über klinische Wirksamkeit vor, für die anderen ist die Datenlage spärlich oder gibt es keine lege artis durchgeführten Studien (Tab. 6.**4**).

→ **Dimeticone** sind sogenannte Dimethylpolysiloxane, polymere Verbindungen aus Silizium und Sauerstoff mit an die Siliziumatome gebundenen Kohlenwasserstoffgruppen. Je nach Kettenlänge und damit einhergehender Molekülgröße sind Dimeticone dünnflüssig bis pastös. Sie sind farblos, geruchsfrei und hydrophob.

An Läusen durchgeführte Experimente belegen, dass Dimeticone einen physikalischen Wirkungsmechanismus haben, indem sie die Diffusion von Sauerstoff aus den Atemwegen in den Körper der Laus unterbinden, sodass das Insekt erstickt. Dimeticone mit einer hohen Kriechfähigkeit dringen sekundenschnell über die Atemöffnungen bis in die feinsten Verzweigungen der Tracheen ein und verdrängen die dort vorhandene Luft (Abb. 6.**4**). Dies betrifft sowohl die 12 Stigmen, die das Abdomen der Laus mit Sauerstoff versorgen, als auch das Stigmenpaar, das für die Sauerstoffversorgung des Insektenkopfs verantwortlich ist. Der rasche Wirkungseintritt macht es praktisch unmöglich, dass dimeticonbehandelte Parasiten noch auf eine andere Person ge-

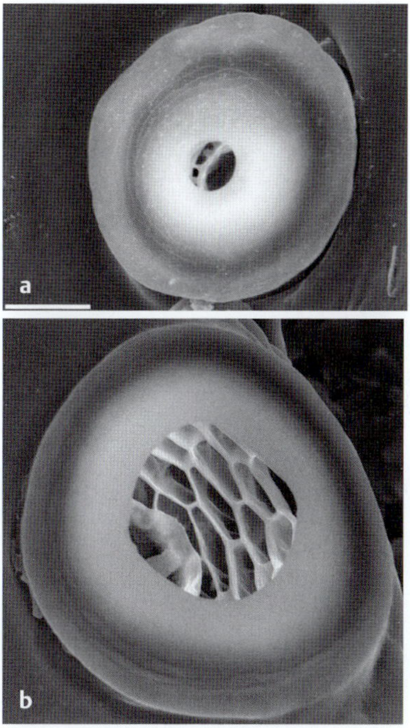

Abb. 6.**4** Rasterelektronenmikroskopische Aufnahme von Stigmen der Kopflaus.
a Abdominalstigma, **b** Thorakalstigma.
Quelle: Dr. W. Böckeler, Dr. I. Richling.

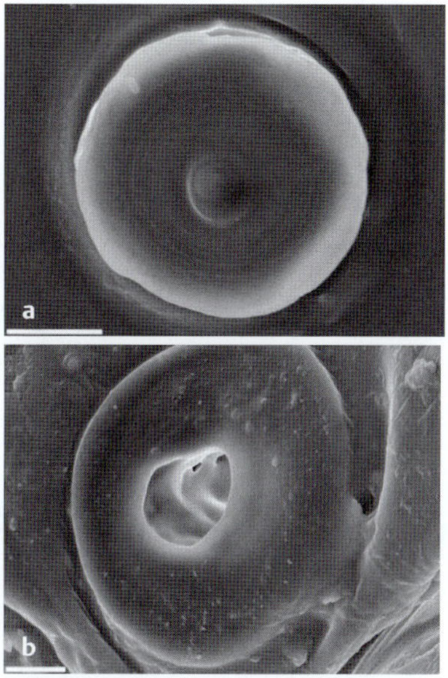

Abb. 6.**5** Rasterelektronenmikroskopische Aufnahme von Stigmen nach Behandlung mit NYDA®. Die Eingangsöffnung der Tracheen scheint wie mit Wachs überzogen (**b**) bzw. wie mit einem Pfropf verschlossen (**a**). Quelle: Dr. W. Böckeler, Dr. I. Richling.

langen. Auf Grund des Wirkprinzips ist die Entstehung resistenter Kopflauspopulationen extrem unwahrscheinlich.

Kürzlich wurde erstmalig die Wirkung von Dimeticonen an Kopflauseiern untersucht. Die Forscher setzten sowohl junge Eier ohne entwickeltes Nervensystem (1 bis 2 Tage nach Eiablage) als auch reife Eier (kurz vor dem Schlüpfen des Embryos) in einem Labortest ein. Während ein Produkt bei jungen Eiern eine Mortalität von 100% und bei reifen Eiern eine Mortalität von 96% bewirkte, zeigte ein anderes bei jungen Eiern keine Wirkung und war bei reifen Eiern nur geringfügig besser als die Negativkontrolle. Daraus lässt sich schlussfolgern, dass auch die Wirksamkeit auf Eier von der Dimeticon-Konzentration und den physikalischen Eigenschaften des Dimeticons abhängt.

Tabelle 6.3 In Deutschland zertifizierte Kopflausmittel auf Dimeticon-Basis.

Handelsname	Zusammensetzung		Zubereitung	Anwendungseinschränkungen	Einwirkungszeit	Auskämmen empfohlen[a] (vor/nach)
	Dimeticon-Konzentration	weitere Substanzen				
EtoPril®/Hedrin®	4 %	Cyclomethicon	Lösung	Kinder < 6 Monate	≥ 8 h	nein
Itax®	unbekannt	Cyclomethicon, Isopropylalkohol, Rizinusöl, Squalan, Butylhydroxytoluol, Ethenylpyrrolidon	Lotion	Kinder < 3 Jahre, Schwangerschaft, Stillzeit	1 h	ja (vor)
Jacutin® Pedicul Fluid	100 %		Lösung	keine Einschränkung	≥ 10 min	ja (vor)
NYDA®	92 % (Gesamtkonzentration eines niedrig viskösen, volatilen + höher viskösen Dimeticons)	mittelkettige Triglyzeride, Jojobawachs, Duftstoffe	Pumpspray	Kinder < 2 Jahre, Schwangerschaft, Stillzeit	≥ 8 h	ja (vor)

(Fortsetzung nächste Seite)

Tabelle 6.3 In Deutschland zertifizierte Kopflausmittel auf Dimeticon-Basis. *(Fortsetzung)*

Handelsname	**Zusammensetzung**		**Zubereitung**	**Anwendungseinschränkungen**	**Einwirkungszeit**	**Auskämmen empfohlen[a] (vor/nach)**
	Dimeticon-Konzentration	**weitere Substanzen**				
paramitex® lotio	4 %	Wasser, Kokosfett, Decansäure, Dodecansäure, Sorbitanstearat, Sucrosecocoat, Glycerin, Carbomer Interpolymer Typ A, Parfumöl Kokosmilch, Methylhydroxybenzoat, Propylhydroxybenzoat, Kaliumhydroxid	Lotion	Kinder < 2 Jahre, Schwangerschaft, Stillzeit, Verletzung der Kopfhaut	≥ 8 h	ja[b] (1 × vor + 3 × nach)

[a] Vor/nach dem Auswaschen des Produkts.

[b] Der Hersteller empfiehlt das Auskämmen der Haare **vor** der Anwendung des Produkts, ein erneutes Auskämmen 60 min **nach** Beginn der Anwendung, ein weiteres Auskämmen nach 8 h, am nächsten Morgen und ein letztes Mal nach dem Waschen der Haare.

Tabelle 6.4 Wirksamkeitsnachweis für in Deutschland zugelassene Kopflausmittel auf Dimeticon-Basis.

Handelsname	Dimeticon-Konzentration	klinische Studien		In-vitro-Studien mit Eiern
		Wirksamkeit (Vergleichssubstanz)	**Abhängigkeit der Heilungsrate von der Schwere des Befalls**	**Abtötung von jungen/reifen Eiern**[a]
EtoPril®/ Hedrin®	4%	70% (d-Phenothrin = 75%); 70% (Malathion = 33%)	ja – Heilungsrate kleiner bei starkem Befall	–/–
NYDA®	92%	97% (Permethrin = 68%)	nein – Heilungsrate ähnlich bei leichtem und starkem Befall	+/+

[a] Junge Eier (1–2 Tage nach der Eiablage) haben noch kein Nervensystem ausgebildet.

Zwei deutsche Forscher sind der Frage nachgegangen, wie Dimeticon den Tod von Kopfläusen herbeiführt. In einer Reihe von Experimenten applizierten sie NYDA® – eine Mischung aus einem niedrig viskösen und einem höher viskösen Dimeticon – auf Kopfläuse. Videomikroskopische Studien zeigten, dass das Produkt innerhalb weniger Sekunden in das Tracheensystem der Laus eindringt und die dort vorhandene Luft verdrängt (Abb. 6.**6**). 100% der behandelten Läuse verloren in maximal 28 s alle wesentlichen Lebenszeichen und wurden auch nach einer Beobachtungszeit von 24 h nicht wieder vital. Wurden Insekten mit der Dimeticonlösung gefüttert, aber nicht betropft, war keine Wirkung zu beobachten.

Kosmetische Akzeptanz: Die kosmetische Akzeptanz eines Pedikulozids ist insofern von Bedeutung, als dass übel riechende, die Kopfhaut irritierende Produkte die Compliance vermindern. Eine schlechte Compliance wiederum erhöht das Risiko eines Therapieversagens und macht die Übertragung noch vorhandener Kopfläuse auf andere Personen wahrscheinlich. Da Dimeticone ein häufiger Bestandteil von Kosmetika sind – vom Hautpflegemittel bis zum Haarshampoo – ist a priori anzunehmen, dass die kosmetische Akzeptanz dimeticonhaltiger Kopflausmittel hoch ist. In der Tat fanden brasilianische Forscher eine signifikant bessere kosmetische Akzeptanz eines Dimeticon-Produktes im Vergleich zu einem neurotoxisch wirkenden Pedikulozid.

→ **Compliance** bezeichnet einerseits die Akzeptanz eines Medikaments durch den Patienten und andererseits die Zuverlässigkeit, mit der ein Patient vom Arzt angeordnete Therapiemaßnahmen durchführt.

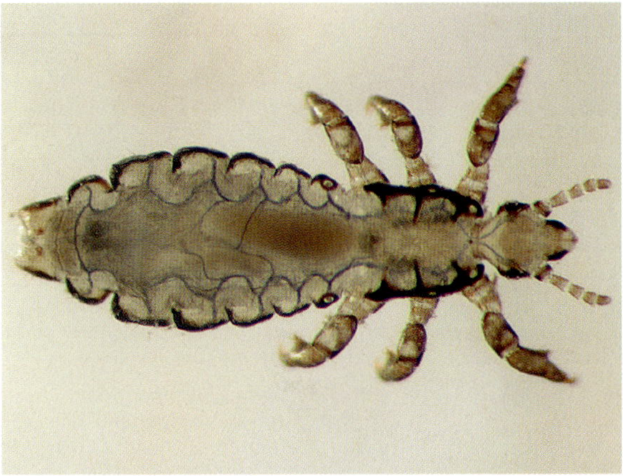

Abb. 6.**6** Durchlichtaufnahme einer Laus, auf die ein Tropfen eines angefärbten Dimeticons mit hoher Kriechfähigkeit appliziert wurde. Bereits innerhalb einer Minute hat das Dimeticon die Tracheen des Insekts voll ausgefüllt. Quelle: Dr. W. Böckeler, Dr. I. Richling.

Therapieversagen, Problemfälle, weitere Maßnahmen

Nach Beobachtungen von Kinderärzten nimmt die Zahl der Patienten zu, bei denen eine Pediculosis capitis trotz mehrfacher Therapieversuche über Wochen, teilweise sogar Monate fortbesteht. Neben der Möglichkeit resistenter Parasiten ist die falsche Anwendung des Pedikulozids (zu kurze Einwirkungszeit, zu geringe Dosierung, fehlende Zweitbehandlung) eine weitere Ursache von Therapieversagen. Türkische Autoren beobachteten in einer Studie eine fehlerhafte Anwendung bei 9% der Patienten, französische Autoren sogar bei 76%. Die schlechte Compliance beruht auf mehreren Faktoren:

- Unangenehm riechende, klebrige und auf Kratzerosionen brennende Substanzen werden von Kindern nur mit Widerwillen ertragen.
- Eltern befürchten Nebenwirkungen durch neurotoxisch wirkende Pedikulozide und brechen deshalb die Behandlung vorzeitig ab.
- Wiederholungsbehandlungen werden vergessen.
- Die Anwendungsvorschriften und Berechnung der Dosis sind teilweise kompliziert und überfordern den Laien.

Schwer abgrenzen von Therapieversagen lässt sich eine Reinfestation bedingt durch das Versäumnis, Kontaktpersonen des Kindes zeitgleich zu behandeln.

Müssen Kindergärten und Schulen Kinder über Monate immer wieder wegen einer Pediculosis capitis nach Hause schicken, sorgt dies für erhebliche Unruhe in der Einrichtung und bei den Eltern. Typischerweise liegt die Ursache der Reinfestationen in einer Ansteckung durch unerkannte, symptomlose Kopflausträger innerhalb der Familie oder im Umfeld. In eine solche Familie kommen vermutlich immer wieder dieselben Besucher, bei denen man nicht daran denkt, dass sie Kopfläuse haben könnten. Die Eltern des betroffenen Kindes sind deshalb fest der Meinung, die erneute Ansteckung habe in der Einrichtung stattgefunden.

In einem solchen Fall müssen die Eltern als erstes über den vermuteten Ansteckungsweg aufgeklärt werden. Anschließend werden sie gebeten, bei der Untersu-

Tabelle 6.**5** Sinnvolle und überflüssige Maßnahmen bei der Behandlung von Pediculosis capitis.

Was ist empfehlenswert?	Vorurteile; unsinnige oder gefährliche Maßnahmen
▪ vorsorgliche Reinigung von Kämmen, Haarbürsten, -spangen und -gummis in einer heißen Seifenlösung ▪ vom Patienten getragene Kopfbedeckungen können für 3 Tage in einer Plastiktüte aufbewahrt werden **Was ist überflüssig?** ▪ Schlafanzug, Bettwäsche, Handtuch und Leibwäsche der infestierten Person wechseln ▪ Schals, Plüschtiere usw. in einer Plastiktüte oder in der Tiefkühltruhe aufbewahren ▪ Polstermöbel und Fußböden saugen ▪ Autositze und Kopfstützen saugen	▪ ein Saunabesuch tötet alle Läuse ▪ gefärbtes oder mit Haarspray behandeltes Haar weist Läuse ab ▪ ein Tropfen Chinaöl hinter das Ohrläppchen wirkt prophylaktisch ▪ Kinder sollen im Winter ihre Mützen nicht in der Garderobe aufhängen ▪ im Winter die Mäntel in der Schule in eine Plastiktüte einhüllen ▪ bei Kopflausbefall die Haare mit Margarine oder Mayonnaise einstreichen ▪ die Haare lange Zeit föhnen ▪ Polstermöbel und andere Oberflächen mit Insektenvertilgungsmitteln einsprühen ▪ Völlig überflüssig ist **Polypragmasie** – die Kombination zahlreicher wissenschaftlich nicht gerechtfertigter Maßnahmen, wie sie eine Mutter in Braunschweig beschreibt: „Haare mit Essig auswaschen, medikamentöse Behandlung, Auskämmen sowie Abziehen der Bettwäsche und Desinfizieren durch Tiefkühlen sowie Kochen der Unterwäsche“.

chung des familiären Umfelds behilflich zu sein. In einem dritten Schritt müssen **alle** Familienmitglieder und Kontaktpersonen des Kindes mittels feuchten Auskämmens untersucht und bei aktiver Pediculosis capitis auch behandelt werden.

Da Kopfläuse sich nur auf der menschlichen Kopfhaut ernähren und vermehren können, sind Reinigungsmaßnahmen von untergeordneter Bedeutung. Putzorgien in Wohn- und Schlafräumen sind vollkommen überflüssig und vergrößern nur die Hysterie der Mütter. Tabelle 6.**5** gibt eine Übersicht über sinnvolle und überflüssige Maßnahmen.

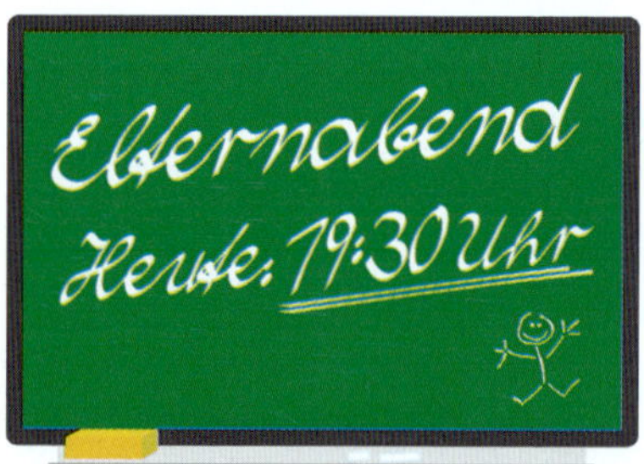

Abb. 6.**7** Einladung zum Elternabend. Quelle: Prof. H. Feldmeier.

7 Sozialmedizinische Aspekte

Wissensstand

Im Rahmen einer Reihenuntersuchung aller schulpflichtigen Kinder in Braunschweig wurde der Wissensstand der Eltern zur Pediculosis capitis überprüft. Es bestanden teilweise erhebliche Wissensdefizite in Bezug auf die Biologie des Parasiten, die Art der Ansteckung und die Epidemiologie des Kopflausbefalls (Tab. 7.**1**). Nur 46% der Eltern beantworteten 6 oder mehr von 8 Fragen richtig. 52% hatten nur für 3–5 Fragen die richtige Antwort parat. Das Wissen über die Pedikulose hing stark von familienbezogenen Variablen ab. Ein ausreichender Wissensstand war signifikant seltener bei Eltern mit Migrationshintergrund und niedrigem Bildungsgrad und signifikant häufiger in Familien, in denen bereits früher eine Kopflausinfestation aufgetreten war.

Dies zeigt, dass ein erheblicher Informationsbedarf bei Eltern besteht. Werden die Informationslücken nicht gefüllt, werden Bekämpfungsmaßnahmen in Einrichtungen vermutlich wirkungslos verpuffen.

Ein Problem für die Mitarbeiter des ÖGD sind stark emotional gefärbte Verhaltensmuster der Mütter, die in überflüssigen, zeitaufwendigen „Reinigungsorgien" gipfeln und manchmal bis zur Hysterie gehen. Eine Befragung von Müttern, die bereits einmal einen Fall von Pediculosis capitis in der Familie gehabt hatten, brachte folgendes Ergebnis:

- 36% hatten das Ergebnis gelassen zur Kenntnis genommen.
- 36% waren besorgt gewesen.
- 28% hatten entsetzt reagiert.

Tabelle 7.**1** Richtige Antworten zu 8 Wissensfragen in der Braunschweiger Studie (n = 963). Quelle: C. Jahnke et al. Gesundheitswesen 2009.

Aussage	**richtige Antworten**
Kopfläuse sind blutsaugende Insekten.	89%
Kopfläuse gibt es auch bei Haustieren.	65%
Ansteckung erfolgt fast immer durch „Köpfe zusammenstecken".	76%
Mützen und Kopfkissen sind häufig durch Kopfläuse verunreinigt.	17%
Mädchen haben häufiger Kopfläuse als Jungen.	19%
Erwachsene bekommen nie Kopfläuse.	96%
Kinder mit ungepflegten Haaren haben häufiger Kopfläuse.	69%
Kopflausbefall muss dem Kindergarten/der Schule von den Eltern gemeldet werden.	98%

Perzeption

Die bei der Braunschweiger Studie gewonnenen Erkenntnisse über die Perzeption einer Pediculosis capitis durch die Eltern betroffener Kinder sind in Tab. 7.2 exemplarisch zusammengefasst. Um den individuellen Charakter der Meinungen aufzuzeigen, sind die Äußerungen wortwörtlich wiedergegeben.

→ Perzeption ist ein in der Sozialmedizin geläufiger Begriff. Er umfasst quantitativ nicht messbare Auswirkungen einer Krankheit, z. B. wie ein Patient seine Krankheit empfindet und wie er – oder seine Familie – damit umgeht.

Die Antworten der Mütter zeigten, dass nach wie vor das Vorurteil besteht, Kopflausbefall habe etwas mit mangelnder Hygiene zu tun. Viele Mütter vermuteten, dass Eltern den Kopflausbefall ihres Kindes nicht an die Einrichtung melden, weil sich die Betroffenen schämen. Andere Mütter wiesen auf Behandlungsfehler hin, die sie als eine Ursache für rezidivierende Epidemien in Einrichtungen erachteten. Es wurden zum Teil drastische Maßnahmen durchgeführt, um den Kopflausbefall zu beseitigen: *„Als Behandlung werden die Haare abrasiert.“ „Vielfach führte ein Kopflausbefall in der Familie zu regelrechten ‚Reinigungsorgien‘“*. Einige Mütter beschwerten sich über – unberechtigterweise – von der Einrichtung verlangte Atteste bei Erstbefall. Diese Kosten sind für weniger gut situierte

Tabelle 7.2 Aussagen von Müttern zur Pediculosis capitis. Quelle: C. Jahnke et al. Gesundheitswesen 2009.

„Was mir auffällt, es sind die Kinder, deren Eltern ungepflegt und schlampig rumlaufen, die mit Läusen befallen sind.“
„Kopfläuse kann jeder ohne Verschulden bekommen. Trotzdem sind sie für mich ekelerregend.“
„Viele Eltern schämen sich Mitteilung zu machen und riskieren somit eine Ansteckung anderer Kinder.“
„Ich wäre sehr dafür, die Wirksamkeit von ungiftigen Behandlungsmethoden stärker zu propagieren. Meiner Erfahrung nach funktioniert das sehr gut.“
„Die Medikamente sollten kostenfrei – wenigsten für HARTZ-IV-Empfänger – zur Verfügung stehen. Ein großes Problem ist, dass die Kosten zu hoch sind, um in einer Familie alle Personen zu behandeln. Die letzte Behandlung von 2 Kindern hat mich 70 € gekostet.“
„Die Praxis der Schulen, schon bei Erstbefall eine Bescheinigung über Läusefreiheit zu verlangen, ist unverschämt. Bescheinigungen über Läusefreiheit bei Erstbefall sind keine Leistung der GKV. Familien mit vielen Kindern können die 5 € pro Bescheinigung kaum aufbringen ...
„Es fehlt trotz der Informationszettel noch viel Aufklärung. Läusebefall ist immer noch ‚sozial negativ‘ besetzt.“
„Mehr Aufklärung über Ursachen und eine ‚Entdämonisierung‘ wären wichtig!“

Familien offensichtlich ein finanzielles Problem.

Zahlreiche Mütter waren der Meinung, dass sowohl die Biologie des Parasiten als auch epidemiologische Grundkenntnisse in der Öffentlichkeit verständlicher erklärt werden müssten. Informationsbroschüren sollten ausführlicher sein und auch besser bebildert, da viele Eltern nicht wüssten, wie die Parasiten aussehen.

Schließlich wurde eine bessere Aufklärung verlangt, um Ausgrenzung und Stigmatisierung zu verhindern.

Fazit: Die Kenntnisse über die Pediculosis capitis sind in der Bevölkerung gering. Mütter fühlen sich häufig überfordert und mit einem nur schwer zu managenden Problem alleingelassen. Wie Kopflausbefall zuverlässig diagnostiziert und therapiert werden soll, ist häufig unbekannt. Die Kosten für kinderreiche Familien beziehungsweise mit älteren Kindern sind hoch und der Zeitaufwand und die Energie, die die Mutter benötigt, sind erheblich. Daraus erklären sich einerseits die häufig inadäquaten psychodynamischen Reaktionen von Panik bis zur Hysterie und andererseits Schuldzuweisungen an die Einrichtung bzw. an andere „nachlässige" Eltern.

Eine inadäquate Perzeption kann auch dadurch bedingt sein, dass die Präsenz von Kopfläusen auf dem Kopf eines Kindes negativ besetzt ist. Daraus resultieren Stigmatisierung und Scham bei den betroffenen Familien. Beides verhindert, dass Eltern „offensiv" mit der Parasitose umgehen und begünstigt letztendlich eine weitere Ausbreitung der Pedikulose.

Hinzu kommt, dass sich die Ziele der Eltern und der Mitarbeiter der öffentlichen Gesundheitsversorgung erheblich voneinander unterscheiden. Während die Eltern die Ektoparasiten ausrotten wollen, ist das Ziel des öffentlichen Gesundheitsdiensts eine Reduktion der Inzidenz und der Infestationsdauer – und damit das Auftreten von Krankheit –, wohl wissend, dass eine Elimination derzeit nicht möglich ist.

→ Inadäquate emotionale Reaktionen sind etwa bei jeder dritten Mutter zu erwarten. Interessant ist, dass berufstätige Mütter nicht häufiger entsetzt reagieren als Mütter ohne Berufsausübung.

8 Infektionsschutzgesetz

Die gesetzliche Grundlage für das Vorgehen bei Kopflausbefall ist in § 34 (Abs. 1, Abs. 5 und Abs. 6) Infektionsschutzgesetz (IfSG) geregelt. Die Abschnitte betreffen den vorübergehenden Ausschluss der infestierten Person aus einer Gemeinschaftseinrichtung, die Pflicht der Eltern zur Benachrichtigung der Einrichtung und die Meldepflicht der Einrichtung gegenüber dem Gesundheitsamt.

Nach § 34 Absatz 1 darf eine Person mit einer nachgewiesenen Pediculosis capitis weder eine Gemeinschaftseinrichtung besuchen, noch dort eine Tätigkeit ausüben, bei der Kontakt zu Kindern, Schülern, Behinderten etc. besteht. Absatz 5 verpflichtet die Eltern, die Gemeinschaftseinrichtung mündlich über den Kopflausbefall zu unterrichten. Die infestierte Person darf die Einrichtung erst dann wieder besuchen, wenn eine „Weiterverbreitung mit hoher Sicherheit auszuschließen ist". Dies wird durch die erste Behandlung mit einem wirksamen Kopflausmittel erreicht. Praktisch bedeutet dies, dass umgehend nach der Behandlung der Besuch der Einrichtung wieder möglich ist. Die Eltern müssen allerdings schriftlich zusichern, dass sie eine zweite Behandlung nach 8–10 Tagen durchführen werden.

Sobald einer Gemeinschaftseinrichtung ein Fall von Pediculosis capitis bekannt wird – sei erst durch Meldung der Eltern, sei es durch eigene Beobachtung – muss die Leitung der Einrichtung alle Eltern von Kindern, die diese Einrichtung besuchen, informieren. Gleichzeitig muss das zuständige Gesundheitsamt benachrichtigt werden. In der Praxis werden die Meldungen jedoch häufig vergessen und müssen die Schulen und Kindergärten immer wieder an die Meldepflicht erinnert werden.

> → Es ist die Pflicht der kommunalen Gesundheitsbehörden, adäquates Informationsmaterial für Lehrer und Erzieher zur Verfügung zu stellen, damit diese beim Auftreten von Kopflausinfestationen in der Einrichtung zielgerichtet handeln können.

Bei Feststellung des Kopflausbefalls während des Aufenthalts in einer Gemeinschaftseinrichtung werden die betroffenen Kinder unverzüglich nach Hause geschickt. Ist das nicht möglich, weil z. B. die Eltern nicht erreichbar sind oder es keine Transportmöglichkeiten gibt, ist das Kind vorübergehend in der Gruppe/Klasse so abzusondern, dass kein Kopfkontakt möglich ist.

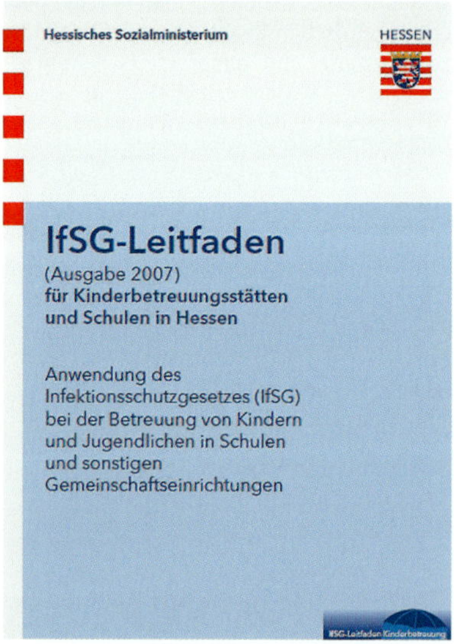

Abb. 8.1 Titelseite IfSG-Leitfaden.

Die Lehrer/Erzieher informieren die Eltern des infestierten Kindes darüber, dass in der Familie und im Freundeskreis nach weiteren Fällen von Pediculosis capitis gesucht werden muss. Die Eltern bestätigen der Einrichtung schriftlich, dass sie den Kopflausbefall bei ihrem Kind korrekt behandelt haben, und geben diese Bescheinigung dem Kind mit. Erst bei einem wiederholten Befall mit Kopfläusen ist die Vorlage eines ärztlichen Attests notwendig. Das ärztliche Attest ist keine Kassenleistung und muss von den Eltern bezahlt werden.

→ § 34 Abs. 6 IfSG

Die Leiter von Gemeinschaftseinrichtungen, in denen Kinder und Jugendliche betreut werden, sind verpflichtet, das zuständige Gesundheitsamt unverzüglich über einen Kopflausbefall zu benachrichtigen und personenbezogene Angaben zu machen.

9 Aufgaben des öffentlichen Gesundheitsdiensts

Über die im vorherigen Kapitel dargelegten Prinzipien hinaus sind die Mitarbeiter des Öffentlichen Gesundheitsdienstes (ÖGD) in eine Reihe von Maßnahmen eingebunden, die bewirken sollen, dass die Übertragung von Kopfläusen in einer Einrichtung unterbrochen wird.

Folgende zusätzliche Aufgaben leiten sich aus dem IfSG ab:

- Die gemeldeten Fälle werden chronologisch dokumentiert und der jeweiligen Einrichtung zugeordnet.
- Mit den Einrichtungen werden Maßnahmen zur Unterbrechung der Epidemie abgestimmt.
- Wenn in einer Gruppe/Klasse immer wieder ein Kopflausbefall auftritt, erfolgt eine systematische Untersuchung aller Kinder mit feuchtem Auskämmen.
- Teilnahme an Elternabenden, um Gesundheitsaufklärung zu leisten und Eltern für Bekämpfungsmaßnahmen zu gewinnen.

Kindergarten

In Kindergärten, in denen es jahrelang immer wieder zu Kopflausepidemien kommt, verfügt das Personal meist über ausreichend Erfahrung mit der Parasitose und ist in der Lage, eine korrekte Diagnose zu stellen. Dort ist man auch häufig bereit, alle Kinder einer Gruppe selbst zu untersuchen. Eine solche Initiative ist nach Kräften zu unterstützen. Wichtig ist, dass die Untersuchung mittels feuchten Auskämmens durchgeführt wird und nicht durch visuelle Inspektion.

→ Kommt es in einem Kindergarten immer wieder zu Epidemien, sind meistens die gleichen Kinder für die Reinfestation verantwortlich. Die betroffenen Familien müssen gezielt durch Mitarbeiter des Gesundheitsamts beraten werden.

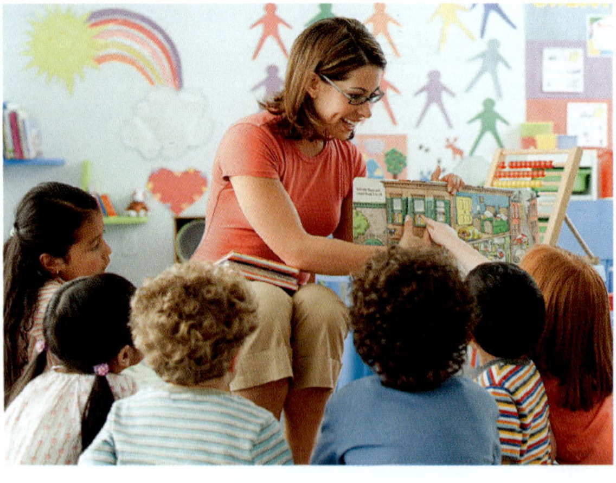

Abb. 9.1 In einem Kindergarten wird Informationsmaterial verteilt. Quelle: Fotolia.com.

→ Um die Ausbreitung von Kopflausbefall in einem Kindergarten zu verhindern, ist die Information aller Eltern die entscheidende Maßnahme. Die Eltern müssen ihre Kinder untersuchen, und die Erzieherinnen können eine schriftliche Rückmeldung der Eltern über die erfolgte Untersuchung der Haare einfordern.

Durch Aushängen von Plakaten während der Veranstaltung trägt man zum offenen Umgang mit der Thematik bei (gute Plakate gibt es unter www.pedikulosis-gesellschaft.de).

Schule

Pädagogen haben erfahrungsgemäß ein geringes Wissen über Kopfläuse und keine Ahnung, wie man eine Epidemie zielgerichtet bekämpft. Aus zeitlichen und organisatorischen Gründen kann man von ihnen auch nicht erwarten, dass sie die Kinder auf Kopflausbefall untersuchen. Das müssen die Eltern machen.

Bei der Bekämpfung persistierender oder immer wieder neu aufflackernder Epidemien ist daran zu denken, dass Eltern aus Scham oder aus der Sorge, möglicherweise ihr Kind zuhause betreuen zu müssen und deshalb nicht zur Arbeit gehen zu können, den Kopflausbefall nicht der Schule melden. Dies erklärt vermutlich, warum Infestationen über Jahre immer wieder sporadisch oder in Form von Epidemien in einer bestimmten Schule auftreten, in anderen dagegen nicht. In einem solchen Fall hilft nur umfassende Aufklärung vor Ort durch Elternabende mit aktiver Unterstützung durch das Gesundheitsamt.

Die Mitarbeiter des ÖGD können anregen, dass einmal im Jahr in jeder Klasse auf einem Elternabend das Problem Kopflausbefall thematisiert wird.

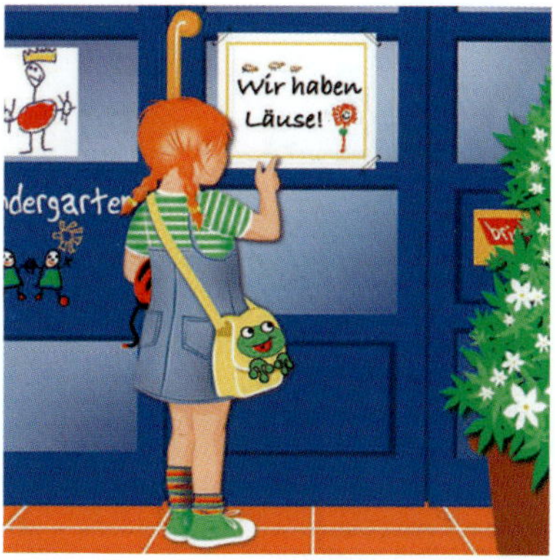

Abb. 9.2 Offensiver Umgang ist für den Erfolg von Bekämpfungsmaßnahmen wichtig. Quelle: Prof. H. Feldmeier.

Problemfamilien

In benachteiligten Familien ist die Eliminierung der Parasitose aufgrund finanzieller und lebenspraktischer Probleme oft schwierig. In extremen Situationen kann in Zusammenarbeit von Gesundheits- und Jugendamt ein durch Jugendhilfemittel finanzierter familienunterstützender Pflegedienst initiiert werden.

→ **Sinnvolle Präventivmaßnahmen in Schulen:**

- Enttabuisierung des Themas Kopfläuse
- Informationen wie Kopflausbefall erkannt und behandelt wird
- jährlich eine Unterrichtseinheit zum Thema
- Erinnerung an die Meldepflicht auf einem Elternabend

10 Praktische Ratschläge

Diagnose von Kopflausbefall

Visuelle Inspektion: Für die visuelle Untersuchung wird das Haar mit den Fingern beider Hände gespreizt und die Kopfhaut und der kopfnahe Teil der Haare inspiziert. Wichtig ist, systematisch vorzugehen und keinen Bereich zu überspringen. Eine – beleuchtete – Lupe ist hilfreich. Typischerweise finden sich auf dem Kopf eines Kindes nur einige wenige Läuse und es dauert entsprechend lang, bis der erste Parasit entdeckt wird. Prädilektionsstellen sind der Haaransatz an den Schläfen, hinter den Ohren und im Nacken. Dort finden sich auch besonders häufig Eier/Nissen (Abb. 10.**1**). Die visuelle Inspektion wird abgebrochen, wenn die erste Laus identifiziert wurde.

Feuchtes Auskämmen: Die Voraussetzung für das diagnostische Auskämmen ist ein Läusekamm mit stabilen, exakt parallel geführten Zähnen im Abstand von bis zu 0,2 mm. Als erstes wird das Haar mit einem normalen Kamm entwirrt. Dann wird das gesamte Haar großzügig mit Haarspülung (Haarpflegebalsam, Haar-Conditioner) vom Ansatz bis zu den Spitzen durchfeuchtet (Abb. 10.**2**). Dies erleichtert das systematische Durchkämmen.

Der Läusekamm wird in das Haar gesenkt, bis die Spitzen der Zähne die Kopfhaut berühren (Abb. 10.**3**). Nur so erwischen Sie auch die Läuse, die sich gerade bei den Haarwurzeln aufhalten. Halten Sie den Kamm leicht schräg und ziehen diesen durch die Haarsektion. Ziehen Sie den Kamm bis über die Haarspitzen hinweg. Kontrollieren Sie nach jedem Strich, was im Kamm hängen bleibt und wischen Sie den Kamm wiederholt mit Küchenpapier ab (Abb. 10.**4**). Begutachten Sie anschließend auch das Küchenpapier, ob Sie Läuse oder Nissen darin sehen können. Wenn kei-

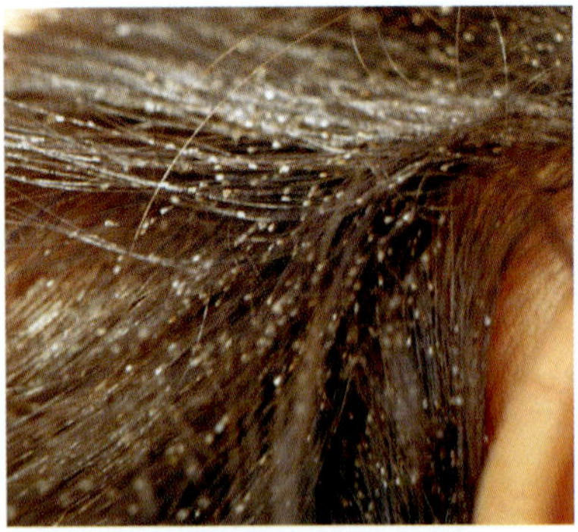

Abb. 10.**1** Visuelle Inspektion. Massenhaft Eier im Haar hinter dem Ohr. Quelle: Prof. H. Feldmeier.

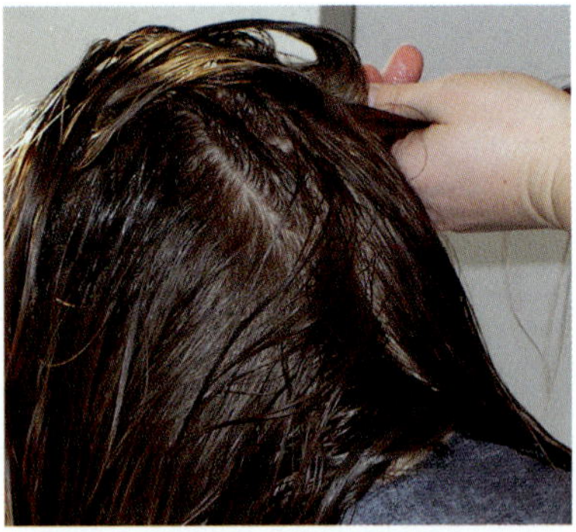

Abb. 10.**2** Das Haar wird mit einem Conditioner sorgfältig durchfeuchtet. Quelle: Dr. C. Jahnke.

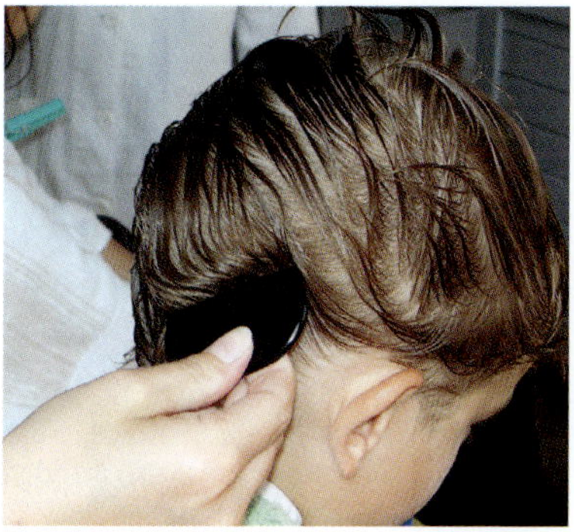

Abb. 10.**3** Das Haar wird Strähne für Strähne ausgekämmt. Quelle: Dr. C. Jahnke.

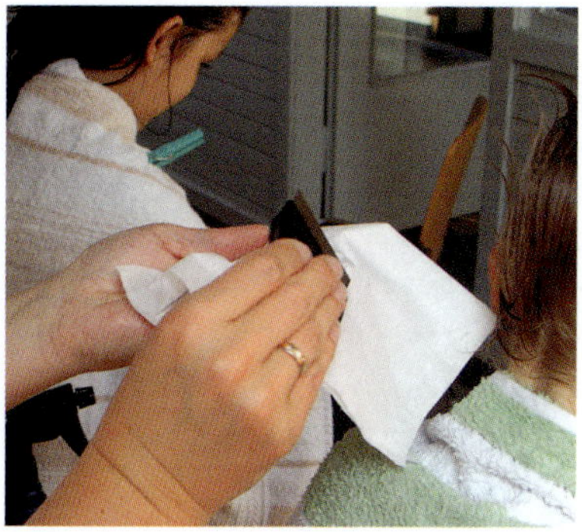

Abb. 10.**4** Nach jedem Auskämmen wird der Kamm auf weißen Papier ausgestrichen. Quelle: Dr. C. Jahnke.

ne Spülung mehr im Kamm hängen bleibt, geht man zur nächsten Partie über, bis auch das letzte Haarsegment überprüft ist. So hat das diagnostische Vorgehen gleichzeitig einen therapeutischen Effekt. Abhängig von der Haarlänge dauert die Prozedur etwa 10 min.

Ist das ganze Haar durchgekämmt, spülen Sie die verbliebene Haarspülung aus und föhnen die Haare trocken.

→ Läuse, die im „Matsch" einer Pflegespülung gefangen sind, bleiben eine Zeitlang bewegungslos und können so leicht „erwischt" und mit Küchenpapier beseitigt werden. Der Kamm wird unter fließendem Wasser ausgespült. Im Kamm eingeklemmte Läuse können mit einem Zahnstocher leicht entfernt werden.

Läusekämme: Die Qualität von kommerziell erhältlichen Läusekämmen schwankt erheblich. Es gibt zwar keine Gütesiegel, aber qualitativ hochwertige Läusekamme lassen sich leicht erkennen.

Läusekämme unterscheiden sich im Material (Metall oder Plastik), in der Länge der Zinken, im Abstand der Zinken und in der Konfiguration der Zinkenspitzen.

Plastikkämme mit ca. 2 cm langen Zinken und einer einseitig angeschliffenen Zinkenspitze (die zur Kopfhaut zeigen muss) eignen sich gut für kurze bis mittellange Haare. Der Kamm sollte möglichst eine helle Farbe haben, so dass sich in der schaumig-weißen Haarspülung ein guter Kontrast zu Läusen ergibt.

Bei längeren oder kräftigen Haaren haben sich Metallkämme bewährt, da sie stabiler sind. Eingebaute Lupen verschmieren beim Gebrauch schnell und sind weniger praktikabel. Große Griffe und dicke Leisten behindern ebenfalls die Handhabung, vor allem in den Bereichen hinter den Ohren.

Grundsätzlich sollten Läusekämme nur in nassem, mit einer Haarspülung behandeltem Haar benutzt werden, damit die Prozedur schmerzfrei bleibt.

Folgende Kämme haben sich bei der praktischen Anwendung bewährt:

- kurze Zinken:
  - NYDA® Läusekamm (G. Pohl-Boskamp GmbH & Co. KG, Kieler Straße 11, 25551 Hohenlockstedt; www.pohl-boskamp.de)
  - Bug Buster Kit (Deutsche Pediculosis Gesellschaft e.V., Siemerdingstraße 1a, 30655 Hannover; www.pediculosis-gesellschaft.de)

- lange Zinken:
  - Nisska® (Fritz B. Mückenhaupt, Erben OHG, Robert-Bosch-Straße 15, 90592 Schwarzenbruck; www.nisska.com)
  - NYDA® Läuse- und Nissenkamm (G. Pohl-Boskamp GmbH & Co. KG, Kieler Straße 11, 25551 Hohenlockstedt; www.pohl-boskamp.de)

Merkblätter, Plakate, Informationsmaterial

Merkblätter für Eltern müssen didaktisch so gestaltet sein, dass die Eltern zur Mitarbeit motiviert und inadäquate emotionale Reaktionen verhindert werden. Sie sollen ein Vertrauensverhältnis zwischen Gesundheitsamt und den Eltern schaffen.

- Merkblätter
  - www.braunschweig.de/rat_verwaltung/verwaltung/fb50_4/merkbl_laeuse.html
    Abruf des Merkblatt des Gesundheitsamts Braunschweig
  - www.kopflaus.ch/mb1ruhigblut.pdf
    empfehlenswertes Merkblatt Nr. 1 von kopflaus.ch
  - www.rki.de/cln_091/nn_196878/DE/Content/Infekt/EpidBull/Merkblaetter/Ratgeber__Mbl__Kopflausbefall.html
    Abruf des Merkblatts des Robert Koch-Instituts. Das Merkblatt ist in der Diktion ausgesprochen bürokratisch und für einen Laien schwer zu lesen.
- Plakate
  - www.pediculosis-gesellschaft.de
    Ansprechend gestaltete Plakate und witzige Postkarten (beispielsweise für die Benachrichtigung der Eltern durch die Einrichtung) finden sich auf der Internetseite der Deutschen Pediculosis Gesellschaft
- Informationsmaterial
  - www.kopflaus.ch
    Hier finden Sie didaktisch hervorragendes Informationsmaterial, das sich für Vorträge auf Elternabenden eignet.
- Bildmaterial
  - www.pediculosis-gesellschaft.de
  - www.headlice.org

Nützliche Internetseiten

- Internetseite einer Schweizer Ärztin
  www.kopflaus.ch
- Deutsche Pediculosis Gesellschaft
  www.pediculosis-gesellschaft.de
- Bundeszentrale für gesundheitliche Aufklärung
  www.bzga.de
  www.kindergesundheit-info.de
- Robert Koch-Institut
  www.rki.de

Stadt Braunschweig Der Oberbürgermeister

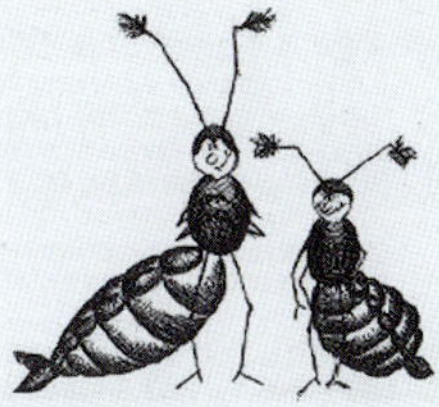

Kopfläuse – Was tun? ---

Sehr geehrte Eltern,

in der Gruppe/Klasse Ihres Kindes sind Kopfläuse festgestellt worden.

Wie sehen Läuse aus?

Kopfläuse sind flügellose Insekten, die bei 1 bis 3 % der Kinder in den Industrieländern vorkommen. Das blutsaugende Insekt ist 2 bis 3 mm lang und lebt auf dem behaarten Kopf von Menschen. Lausweibchen legen täglich mehrere Eier. Diese befinden sich in durchsichtigen Hüllen, die in der Nähe des Haaransatzes an den Haaren festkleben und Nissen genannt werden. Aus den Eiern schlüpfen nach sieben Tagen Larven. Danach werden die leeren Nissen heller und besser sichtbar. Mit dem Wachstum des Haares entfernen sich die Nissen ca. 1 cm pro Monat von der Kopfhaut und können noch Monate nach erfolgreicher Behandlung am Haar kleben. Die Larven verlassen in den ersten sieben Tagen den Kopf nicht und entwickeln sich binnen 10 Tagen zu geschlechtsreifen Läusen.

Wie bekommt man Läuse?

Jeder Mensch kann Kopfläuse bekommen. Kopfläuse sind gute Kletterer – springen oder fliegen können sie nicht. Sie werden praktisch ausschließlich durch direkten Körperkontakt von Kopf zu Kopf übertragen. Kopfläuse sind alle 4 bis 6 Stunden auf eine Blutmahlzeit angewiesen. Ansonsten trocknen sie aus und sterben nach zwei bis 3 Tagen ab. Mangelnde Hygiene spielt beim „Erwerb“ von Kopfläusen keine Rolle. Durch Kopfläuse werden in Europa keine Krankheitserreger übertragen. Allerdings verursachen Kopfläuse lästigen Juckreiz und infolge des Kratzens entzündete Wunden auf der Kopfhaut. Haustiere sind keine Überträger von Kopfläusen.

Was ist zu tun?

Wir bitten Sie, die Haare Ihres Kindes gründlich auf das Vorhandensein von Kopfläusen zu untersuchen. Besonders gut sind die Nissen an den Schläfen, hinter den Ohren und im Nacken zu entdecken. Wir empfehlen das mit Wasser und einer Haarpflegespülung angefeuchtete Haar mit einem Läusekamm Strähne für Strähne auszukämmen. Läusekämme sind Kämme, deren Zinken nicht mehr als 0,2 mm voneinander entfernt und wenig elastisch sind, so dass die Läuse oder Nissen besser erfasst werden. Der Kamm sollte so geführt werden, so dass er von der Kopfhaut aus fest zu den Haarspitzen heruntergezogen wird.
Wenn Sie lebende Läuse oder Nissen finden, sollten Sie unverzüglich eine Behandlung mit einem Mittel gegen Kopfläuse durchführen und die Nissen nach der Behandlung entfernen. Untersuchen Sie auch alle Mitglieder Ihrer Familie und enge Kontaktpersonen Ihres Kindes. Wenn jemand mit Läusen und Nissen entdeckt wird, muss auch er behandelt werden.
Nur Nissen, die weniger als 1 cm von der Kopfhaut entfernt sind, können noch lebende Läuselarven enthalten. Diese Nissen sollten nach der Behandlung entfernt werden.
Wenn Ihr Kind Läuse oder Nissen hat, sind Sie auch zur Mitteilung an den Kindergarten, die Schule oder sonstige Gemeinschaftseinrichtung verpflichtet. Hieraus entstehen Ihnen keine Nachteile, denn Ihr Kind kann bereits am Tag nach einer korrekten Behandlung die Einrichtung ohne ärztliches Attest wieder besuchen.

Abb. 10.**5** Merkblatt des Gesundheitsamts Braunschweig.

-2-

Wie behandelt man richtig?

Läuseabtötende Mittel sind äußerlich anzuwendende Lösungen, Shampoos oder Gele. Für einen Behandlungserfolg ist eine korrekte Anwendung notwendig. Läusemittel sind rezeptfrei in Apotheken erhältlich. Sie können sich das Mittel auch vom Arzt verordnen lassen.
Eine Weiterverbreitung des Kopflausbefalls ist nach einer richtigen Behandlung nicht zu befürchten. Deshalb können Kinder den Kindergarten, die Schule oder sonstige Gemeinschaftseinrichtungen am Tag nach der Behandlung wieder besuchen. Ein ärztliches Attest ist nur dann erforderlich, wenn es sich um einen binnen vier Wochen wiederholten Kopflausbefall handelt.

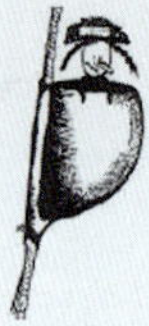

Zweitbehandlung notwendig!

Läuseeier können eine korrekte Behandlung mit Läusemitteln überleben. Deshalb ist eine zweite Behandlung nach acht bis zehn Tagen erforderlich, um die Läuseplage sicher los zu werden. In diesem Zeitraum sind alle Larven aus den verbliebenen Eiern geschlüpft, haben den Kopf ihres Wirts noch nicht verlassen und selbst noch keine Eier gelegt.

Zusätzliche Hygienemaßnahmen

Da Kopfläuse sich nur auf dem menschlichen Kopf ernähren und vermehren, sind Reinigungs- und andere Maßnahmen von untergeordneter Bedeutung. Vorsorglich könnten Kämme, Haarbürste, Haarspangen und -gummis in heißer Seifenlösung gereinigt und Schlafanzug, Bettwäsche, Handtuch und Leibwäsche der betroffenen Person gewechselt werden (Waschen bei 60 Grad), Insektizidsprays sind nicht nötig.

Die Behandlung von Schwangeren und Säuglingen sollte unter ärztlicher Anleitung erfolgen. Bei Kopfhautentzündung sollte ein Arzt zu Rate gezogen werden. Ansonsten spricht nichts gegen eine Behandlung in alleiniger elterlicher Regie. Entscheidend ist, dass die Gebrauchsanweisung des Läusemittels genau befolgt wird.

Bei Rückfragen können Sie uns unter der Telefonnummer 4 70 –70 77 erreichen. Wir beraten Sie gerne, können aber die Behandlung nicht selber vornehmen. Dies ist Aufgabe der Familie. Im Internet finden Sie weitere Informationen unter www.kopflaus.ch .

Ihr Team vom Jugendärztlichen Dienst
Gesundheitsamt Braunschweig

------------ Bitte hier abtrennen und im Kindergarten, Schule etc. abgeben ----------

Erklärung der Eltern/Sorgeberechtigten des Kindes ______________________

☐ Ich habe den Kopf meines Kindes untersucht und keine Läuse oder Nissen gefunden.
☐ Ich habe den Kopf meines Kindes untersucht, Läuse/Nissen gefunden und habe den Kopf wie vorgeschrieben behandelt. Ich versichere, dass ich in 8 bis 10 Tagen eine zweite Behandlung durchführen werde.

______________ ______________________________

Datum | Unterschrift eines Elternteils/Sorgeberechtigten

Weiterführende Literatur

1 Anonym. Auf den Kopf gefallen. Ökotest 2006 Heft 3: 44–47

2 Anonym. Topische Therapie bei Kopfläusen. Der Arzneimttelbrief 2009; 43: 81 - 86

3 arznei-telegramm. Behandlung von Kopfläusen. 2006; 37: 79–83

4 Bauer E et al. Seasonal fluctuations of head lice infestation in Germany. Parasitol Res 2008; 104: 677 - 681

5 Bonilla DL et al. *Bartonella quintana* in body lice and head lice from homeless persons. San Francisco, California, USA. Emerg Infect Dis 2009; 15: 912 - 915

6 Brusis T, Unshelm W. Klinik und Therapie der Pedikulosen. Dtsch Ärzbl 1977; 5: 293–298

7 Buczek A, Markowska-Gosik D, Widomska D, Kawa IM. Pediculosis capitis among schoolchildren in urban and rural areas of eastern Poland. Eur J Epidemiol 2004; 19: 491–495

8 Bundesamt für Verbraucherschutz und Lebensmittelsicherheit (BVL). Bekanntmachung eines 4. Nachtrags der geprüften und anerkannten Mittel und Verfahren zur Bekämpfung von tierischen Schädlingen nach § 18 Infektionsschutzgesetz. Bundesgesundheitsblatt - Gesundheitsforschung - Gesundheitsschutz 2008, 52: 1220–1238

9 Burgess IF. The mode of action of dimeticone 4% lotion against head lice, Pediculus capitis. BMC Pharmacol 2009; 9: doi:10.1186/1471-2210-9-3

10 Burgess IF, Brunton ER, Burgess NA. Clinical trial showing superiority of a coconut and anise spray over permethrin 0.43% lotion for head louse infestation, ISRCTN 96469780. Eur J Pediatr 2010; 169: 55 - 62

11 Burgess IF et al. Treatment of head louse infestation with 4% dimeticone lotion: randomised controlled equivalence trial. Br Med J 2005; 330: 1423–1426

12 Burgess IF et al. Randomised, controlled, assessor blind trial comparing 4% dimeticone lotion with 05% malathion liquid for head louse infestation. Plos ONE 2008; 2 (11): e1127; doi: 10.1371/journal.pone.0001127

13 Canyon DV, Speare R, Muller R. Spatial and kinetic factors for the transfer of head lice between hairs. J Invest Dermatol 2002; 119: 629–631

14 Downs AM, et al. Widespread insecticide resistance in head lice to the over-the-counter pediculocides in England, and the emergence of carbaryl resistance. Br J Dermatol 2002; 146: 88–93

15 Downs AM et al. Head lice: Prevalence in schoolchildren and insecticide resistance. Parasitol Today 1999; 15: 1–3

16 Durand R et al. Detection of pyrethroid resistance gene in head lice in schoolchildren from Bobigny, France. J Med Entomol 2007; 44: 796–797

17 Elston DM. Drug-resistant lice. Arch Dermatol 2003; 139: 1061–1064

18 Feldmeier H. Dimeticon-Präparate gegen Kopflausbefall. Deutsche Apothekerzeitung 2009; 149: 87 - 95

19 Feldmeier H. Kopflausbefall - eine Herausforderung für den Therapeuten. MMP 2008; 31: 18 - 24

20 Feldmeier H. Pediculosis capitis. Kinder- und Jugendmedizin 2006; 4: 249 - 259

21 Heuckelbach J, Wilcke T, Winter B, Feldmeier H. Epidemiology and morbidity of scabies and pediculosis capitis in resource-poor communities in Brazil. Br J Dermat 2005; 153: 150–156

22 Heukelbach J Canyon DV, Speare R. The effect of natural products on head lice: in vitro tests and clinical evidence. Journal of Ped Infect Dis 2007; 2: 67–76

23 Heukelbach J et al. A highly efficacious pediculocide based on dimeticone: Randomized observer blinded comparative trial. BMC Infect Dis 2008; 8: 115 - 125

24 Hunter JA, Barker SC. Susceptibility of head lice (*Pediculus humanus capitis*) to pediculicides in Australia. Parasitol Res 2003; 90: 476–478

25 Hill N et al. Single blind, randomised, comparative study of the Bug Buster kit and over the counter pediculicide treatments against head lice in the United Kingdom. BMJ 2005; 331: 384–387
26 Jahnke C et al. Pediculosis capitis im Kindesalter: epidemiologische und sozialmedizinische Erkenntnisse einer Reihenuntersuchung von Schulanfängern. Gesundheitswesen 2009; 70: 667–673
27 Jahnke C, Bauer E, Hengge U, Feldmeier H. Accuracy of diagnosis of pediculosis capitis: visual inspection versus wet combing. Arch Dermatol 2009; 145: 309–313
28 Juranek D. Pediculus capitis in schoolchildren: Epidemiologic trends, risk factors, and recommendations for control. In: Orkin M, Maibach HI, editors. Cutaneous Infestations and Insect Bites. New York: Marcel Dekker, 1985: 199–211
29 Meinking TL. Infestations. Curr Probl Dermatol 1999; 11: 73–120
30 Kristensen M et al. Survey of permethrin and malathion resistance in human head lice populations from Denmark. J Med Entomol 2006; 43: 533–538
31 Mumcuoglu KY, Friger M, Ioff-Uspensky I, Ben-Ishai F, Miller J. Louse comb versus direct visual examination for the diagnosis of head louse infestation. Ped Dermat 2001; 18: 9–12
32 Mumcuoglu KY, Miller J, Zamir C, Zentner G, Helbin V, Ingber A. The in vivo pediculicidal efficacy of a natural remedy. IMAJ 2002; 4: 790–792
33 Nair B. Final report on the safety assessment of stearoxy dimethicone, dimethicone, methicone, amino bispropyl dimethicone, aminopropyl dimethicone, amodimethicone, amodimethicone hydroxystearate, behenoxy dimethicone, C24–28 alkyl methicone, C30–45 alkyl methicone, C30–45 alkyl dimethicone, cetearyl methicone, cetyl dimethicone, dimethoxysilyl ethylenediaminopropyl dimethicone, hexyl methicone, hydroxypropyldimethicone, stearamidopropyl dimethicone, stearyl dimethicone, stearyl methicone, and vinyldimethicone. Toxicol 2003; 22: 11–35
34 Oliveira FAS et al. High *in vitro* efficacy of Nyda L, a pediculicide containing dimeticone. J Eur Acad Dermatol Venereol 2007; 21: 1325–1329
35 Oliveira FA et al. *In vitro*-Wirksamkeit von fünf gängigen Kopflausprodukten. Monatszeitschrift Kinderheilkunde 2008; 156: 82
36 Richling I, Böckeler W. Lethal effects of treatment with a special dimeticone formula on head lice and house crickets (Orthoptera, Ensifera: *Acheta domestica* and Anoplura, Phthiraptera: *Pediculus humanus*). Arzneimittelforschung/Drug Res 2008; 58: 248–254
37 Roberts RJ, Casey D, Morgan DA, Petrovic M. Comparison of wet combing with malathion for treatment of head lice in the UK. Lancet 2000; 356: 510–511
38 Robert Koch-Institut. Kopflausbefall (Pediculosis capitis). RKI-Ratgeber Infektionskrankheiten – Merkblätter für Ärzte. 2008. Berlin, Robert Koch-Institut
39 Robinson D, Leo N, Prociv P, Barker SC. Potential role of head lice, Pediculus humanus capitis, as vectors of Rickettsia prowazekii. Parasitol Res 2003; 90: 209–211
40 Salamon T, Lazovic-Tepavac O. Herdförmige Alopezie durch Kopfläuse. Dermatologische Monatsschrift 1970; 156: 677–682
41 Sasaki T et al. First molecular evidence of Bartonella quintana in Pediculus humanus capitis (Phthiraptera: Pediculidae), Collected from Nepalese Children. J Med Entomol 2006; 43: 110–112
42 Sendzik J, Stahlmann R. Arzneimittel gegen Kopflausbefall. Toxikologie und Wirksamkeit. Medizinische Monatsschrift für Pharmazeuten 2005; 28: 167–172
43 Sonnberg S et al. Ovizide Wirksamkeit von over-the-counter Kopflausprodukten. Monatszeitschrift Kinderheilkunde 2008; 156: 82–83
44 Speare R, Thomas G, Cahill C. Head lice are not found on floors in primary school classrooms. Aust N Z J Public Health 2002; 26: 208–211
45 Tomalik-Scharte, Lazar A, Meins J, Bastian B, Ihrig M, Wachall B et al. Dermal absorption of permethrin following topical administration. Eur J Clin Pharmacol 2005; 61: 399–404